青少年健康科普丛书

青少年骨骼健康

主编 刘占峰 李洋 刘仲珂

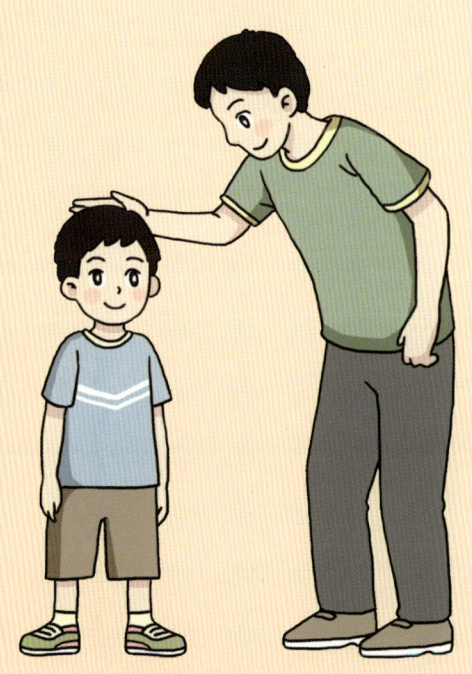

郑州大学出版社

图书在版编目(CIP)数据

青少年骨骼健康 / 刘占峰,李洋,刘仲珂主编.
郑州:郑州大学出版社,2025.5. --(青少年健康科普丛书).
-- ISBN 978-7-5773-0977-4

Ⅰ.R179

中国国家版本馆 CIP 数据核字第 2025J02X59 号

青少年骨骼健康
QINGSHAONIAN GUGE JIANKANG

策划编辑	祁小冬	封面设计	苏永生
责任编辑	李 蕊	版式设计	王 微
责任校对	吴 波	责任监制	朱亚君

出版发行	郑州大学出版社	地　　址	河南省郑州市高新技术开发区
经　　销	全国新华书店		长椿路 11 号(450001)
发行电话	0371-66966070	网　　址	http://www.zzup.cn
印　　刷	河南文华印务有限公司		
开　　本	710 mm×1 010 mm　1 / 16		
印　　张	4.5	字　　数	57 千字
版　　次	2025 年 5 月第 1 版	印　　次	2025 年 5 月第 1 次印刷
书　　号	ISBN 978-7-5773-0977-4	定　　价	26.00 元

本书如有印装质量问题,请与本社联系调换。

编委会

主任委员	周　勇	河南省卫生健康委员会
	郭万申	河南省疾病预防控制局
副主任委员	刁琳琪	河南省疾病预防控制中心
	郝义彬	河南省人民医院
编　　委	赵圣先	河南省卫生健康委员会
	代国涛	河南省卫生健康委员会
	朱登军	河南省疾病预防控制中心
	刘翠华	河南省疾病预防控制中心
	韩志伟	河南省疾病预防控制中心
	赵东阳	河南省疾病预防控制中心
	夏卫东	河南省疾病预防控制中心
	董灏彬	河南省卫生健康委员会

本书作者

主　编　刘占峰　河南省疾病预防控制中心
　　　　　李　洋　河南省洛阳正骨医院（河南省骨科医院）
　　　　　刘仲珂　河南省疾病预防控制中心
副主编　苏晓川　河南省洛阳正骨医院（河南省骨科医院）
　　　　　刘欢欢　河南省洛阳正骨医院（河南省骨科医院）
　　　　　刘玉贤　安阳市疾病预防控制中心
编　委　万永杰　开封市中医院
　　　　　邢林波　河南省洛阳正骨医院（河南省骨科医院）
　　　　　郭珂珂　河南省洛阳正骨医院（河南省骨科医院）
　　　　　王延雷　河南省洛阳正骨医院（河南省骨科医院）
　　　　　童怡萍　福建中医药大学
　　　　　刘晨溪　福建中医药大学
　　　　　郭云鹏　河南省洛阳正骨医院（河南省骨科医院）
　　　　　刘　佳　河南省洛阳正骨医院（河南省骨科医院）
　　　　　贾俊雷　河南省洛阳正骨医院（河南省骨科医院）
　　　　　王绍辉　河南省洛阳正骨医院（河南省骨科医院）
　　　　　侯桂红　河南省洛阳正骨医院（河南省骨科医院）
　　　　　楚天首　河南省淮阳楚氏骨科医院

前言

当今社会,孩子就是一个家庭的未来,也是祖国的未来。每位家长关注孩子的学习成绩,更关注孩子的身心健康发展,希望孩子能有挺拔的身姿、健康的骨骼。青少年的骨骼健康,不但关系到他们的总体健康水平,而且关系到民族的繁荣昌盛。在骨骼生长发育的动态"塑形期"中,我们应根据青少年阶段独特的生理与发育特点,给予特殊关注,做好宣传和医疗保健工作,让健康的骨骼撑起青少年的未来。

据统计,6~15岁青少年中,肩部形态异常占18.2%,背部形态异常占7.2%,颈部形态异常占15%。学习压力与不良的生活习惯导致了青少年的骨骼疾病。青少年时期的不良行为习惯会导致不同程度的骨骼疾病,严重的还会影响青少年的体态及关节功能,给青少年的心理和日常生活带来很大的负面影响。在青少年时期养成合理、健康的生活方式对构建强健有形的骨骼肌肉、减少骨折风险十分关键。青少年时期是骨骼生长和骨量累积的重要时期,同时也是体态发育和身心健康发育的重要时期,因此我们需要更加关注青少年骨骼健康。

对于青少年而言,了解一些基本的骨骼健康知识,养成良好的坐立姿态、健康的生活方式、合理的饮食习惯,不仅有助于骨骼健康,也会使其终生受益。

本书介绍了身高发育的影响因素、生长发育期的管理，以及青少年常见骨相关疾病的判断、预防和干预。以加强青少年对骨骼发育及骨相关疾病的了解，促进青少年健康成长。

编　者

2024 年 5 月

目录

一 身高发育的影响因素

1. 青少年骨骼生长的特点 …………………………………… 1
2. 青少年骨骼生长原理 ……………………………………… 2
3. 激素对生长发育的影响 …………………………………… 3
4. 青少年身高发育标准 ……………………………………… 4
5. 青少年身高增长潜能评估的方法 ………………………… 7
6. 青春期身高评估的误区 …………………………………… 8
7. 对矮小身材的再认识 ……………………………………… 9
8. 青少年身高与遗传的关系 ………………………………… 11
9. 青少年身高与营养的关系 ………………………………… 12
10. 青少年身高与运动的关系 ……………………………… 12
11. 青少年身高与睡眠的关系 ……………………………… 14

二 生长发育期的管理

1. 青少年生长发育期的营养管理 …………………………… 16
2. 青少年生长发育期的运动管理 …………………………… 18
3. 青少年生长发育期的睡眠管理 …………………………… 20
4. 青少年生长发育期的体重管理 …………………………… 22

三　脊柱外观异常的诊疗和预防

1. 青少年高低肩和脊柱侧弯 ………………………………… 24
2. 脊柱侧弯的自我诊断 ……………………………………… 25
3. 脊柱侧弯的治疗 …………………………………………… 27
4. 正确佩戴支具，改善脊柱侧弯 …………………………… 30
5. 预防脊柱侧弯，从日常习惯做起 ………………………… 31
6. 什么是青少年颈部偏歪(寰枢关节半脱位) …………… 32
7. 寰枢关节半脱位的诊断、治疗 …………………………… 33
8. 寰枢关节半脱位的预防及早期干预 ……………………… 35

四　四肢外观异常

1. 青少年常见四肢外观异常的分类 ………………………… 37
2. 什么是肘关节畸形 ………………………………………… 37
3. 青少年肘关节畸形的治疗 ………………………………… 39
4. 什么是 X 形腿、O 形腿 …………………………………… 39
5. 青少年 X 形腿、O 形腿的治疗 …………………………… 41
6. 什么是扁平足 ……………………………………………… 42
7. 青少年扁平足的治疗 ……………………………………… 42
8. 青少年扁平足的日常注意事项 …………………………… 43

五　外伤和骨折

1. 青少年开学季疼痛的认识 ………………………………… 45
2. 青少年受伤后的正确判断及初步处理方法 ……………… 48
3. 青少年 X 射线片上的小骨片、裂缝是否为骨折 ………… 50

4. 青少年受伤后正确的固定方法 ………………………… 50

5. 青少年骨折愈合的时间 ………………………………… 52

6. 骨折康复的注意事项 …………………………………… 53

7. 强壮骨骼,从我做起 …………………………………… 55

参考文献 ……………………………………………………… 62

一 身高发育的影响因素

1. 青少年骨骼生长的特点

青少年时期是一个关键的骨骼生长发育阶段,骨骼生长的特点在不同阶段呈现出明显的差异。

在小学阶段,骨骼相对较短而细,骨骼中的软骨成分相对较多。这使得骨骼具有出色的弹性和韧性,不易发生骨折。由于骨化过程尚未完成,骨骼组织中的水分和有机物成分所占比例较大,骨骼具有良好的柔韧性,能够承受一定的外力而不容易受损。然而,小学生的骨骼不够坚硬,承受压力和肌肉拉力的能力相对较弱。在外力或重力作用下,骨骼容易产生弯曲和变形,因此需要小心避免受伤。过大的负荷和不适当的运动练习可能对骨骼的正常生长产生不利影响,因此小学生不宜进行负重过大的力量练习或长时间维持固定姿势的练习,以免影响骨骼的发育。

在初中阶段,骨骼系统正处于快速发育成长的时期。骨骼组织中的水分和胶质较多,而钙质相对较少,使得骨密度较低,但骨骼的弹性和韧性非常好,具有较高的柔韧性。骨骼在这个阶段相对脆弱,容易受到外力作用而发生骨折,因此需要特别小心,避免受伤。由于骨化过程尚未完成,许多部位的骨组织仍然未完成骨化,坚固性较差,容易发生变形。

进入高中阶段,骨骼逐渐成熟,身体各器官和系统的结构与功能也基本成熟,接近成人水平。在这个阶段,骨骼组织中的水分和胶质逐渐减少,而钙质逐渐增多,使骨骼更加坚固。虽然骨骼已经较之前更强壮,但仍然需要避免受伤。高中生的身体结构和功能已接近成年水平,但仍需要继续保持健康的生活方式和运动习惯,以促进骨骼和身体整体的健康发育。

每年长高6~8厘米

每年长高3~5厘米

儿童期　　青春期

2. 青少年骨骼生长原理

我们身体的生长就像盖高楼大厦,骨骼就是其中的钢筋和混凝土。"钢筋"就是骨骼中硬的矿物质,主要是钙和磷,它们使骨骼坚硬;另一部分是骨结构中填充的较柔软的胶原蛋白,赋予骨骼柔韧性。在青少年期,骨骼中的成骨细胞和破骨细胞非常活跃,它们负责完成骨的生成、硬化和骨的破坏吸收。

骨骼生长的核心是生长板,也叫骺板,位于长骨骨干与骨骺之间,属于软骨组织。生长板在青少年期最为活跃,女生身高突增期在 11～13 岁(骨龄),男生身高突增期在 13～15 岁(骨龄),身高突增后,骨骺加速闭合。一旦青春期结束,生长板全部骨化,骨干和骨骺连成一体,就是我们常说的"骨骺闭合",骨骼停止增长,身高就不会再有明显增加了。

对身高影响较大的是下肢骨骼,女孩膝关节骨骺的闭合时间在骨龄 14 岁左右,或月经来潮后 2 年;男孩则在骨龄 16 岁左右。

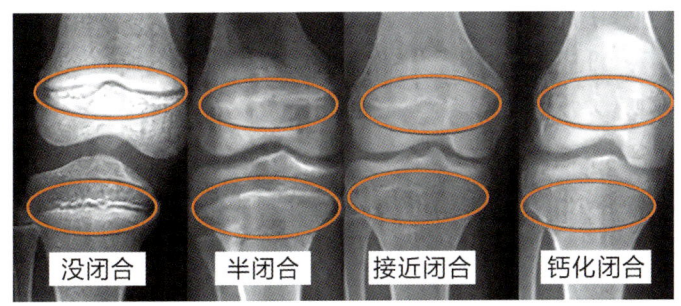

骨骺线

3. 激素对生长发育的影响

激素是身体内的特殊化学"信使",它们像是身体的调节器,负责控制和协调各种生理过程。这些微小的化学物质可以在我们的内分泌系统中产生,并通过血液传递到不同的器官和细胞,以影响它们的功能。

我们最熟悉的生长激素是由人体脑垂体前叶分泌的一种肽类激素,由 191 个氨基酸组成。生长激素可通过刺激肝脏等器官产生胰岛素样生长因子,发挥其生理功能,促进骨骼生长;也直接作用于生长板,影响软骨细胞的分化、增殖,促进骨长度增加,促使身高增长。进入青春期时,生长激素在性激素的协同作用下,更进一步促进身高快速增长,同时也使骨骼成熟加速,青春期后期,生长板闭合,我们的生长就会减慢,直至停止。

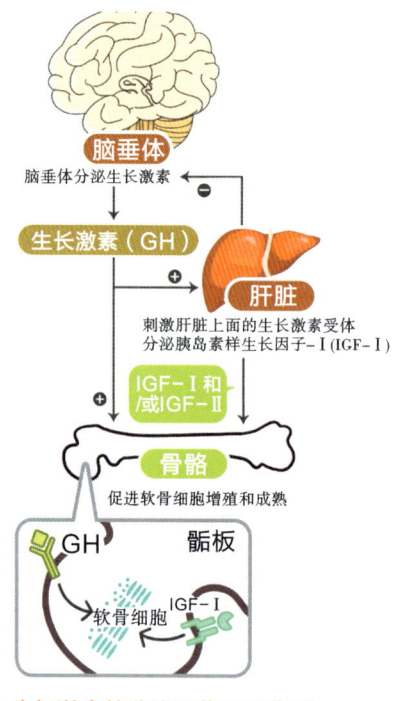

生长激素的分泌及作用示意图

4.青少年身高发育标准

青少年身高发育标准是一种用来衡量青少年是否正常生长的工具。简单来说,它帮助我们了解一个青少年的身高是否在预期范围内。这个标准会考虑到年龄和性别,因为这两个因素会影响青少年的身高增长速度。

通常,青少年在进入青春期之前会经历比较平稳的身高增长期。但是一旦进入青春期,性激素开始释放,青少年通常会增长得非常快。

一　身高发育的影响因素

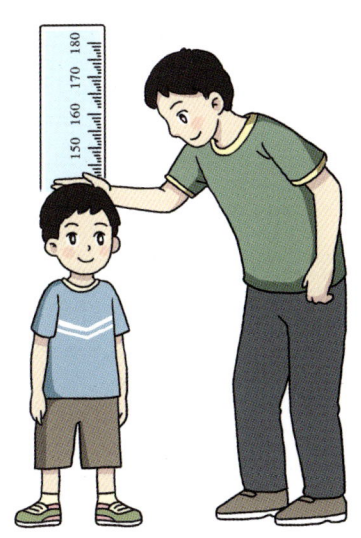

国家卫生健康委员会2018年发布的《7岁~18岁儿童青少年身高发育等级评价》，将孩子的身高发育分成了5个等级：下等，身高<-2SD；中下等，身高≥-2SD且<-1SD；中等，身高≥-1SD且≤+1SD；中上等，身高>+1SD且≤+2SD；上等，身高>+2SD（注：SD为标准差）。

这些标准有助于家长和医生监测青少年的生长情况，同时也可以用来检测潜在的生长问题。但需要注意的是，身体发育的规律非常复杂，在真正评估时，除了遵循基本规律外，还需要结合遗传、日常生活习惯、青春期启动、生长速度、骨龄进展等多项指标进行综合评估及个性化考虑。每个人的生长轨迹都是独特的，因此存在一定的个体差异是正常的。只有当存在明显的异常情况时，才需要考虑进一步的检查和治疗。

7~18岁儿童青少年身高发育等级界值点见表1和表2。

表1 男生身高发育等级划分标准 （单位:厘米）

年龄/岁	−2SD	−1SD	中位数	+1SD	+2SD
7	113.51	119.49	125.48	131.47	137.46
8	118.35	124.53	130.72	136.90	143.08
9	122.74	129.27	135.81	142.35	148.88
10	126.79	133.77	140.76	147.75	154.74
11	130.39	138.20	146.01	153.82	161.64
12	134.48	143.33	152.18	161.03	169.89
13	143.01	151.60	160.19	168.78	177.38
14	150.22	157.93	165.63	173.34	181.05
15	155.25	162.14	169.02	175.91	182.79
16	157.72	164.15	170.58	177.01	183.44
17	158.76	165.07	171.39	177.70	184.01
18	158.81	165.12	171.42	177.73	184.03

表2 女生身高发育等级划分标准 （单位:厘米）

年龄/岁	−2SD	−1SD	中位数	+1SD	+2SD
7	112.29	118.21	124.13	130.05	135.97
8	116.83	123.09	129.34	135.59	141.84
9	121.31	128.11	134.91	141.71	148.51
10	126.38	133.78	141.18	148.57	155.97
11	132.09	139.72	147.36	154.99	162.63
12	138.11	145.26	152.41	159.56	166.71
13	143.75	149.91	156.07	162.23	168.39
14	146.18	151.98	157.78	163.58	169.38
15	147.02	152.74	158.47	164.19	169.91
16	147.59	153.26	158.93	164.60	170.27
17	147.82	153.50	159.18	164.86	170.54
18	148.54	154.28	160.01	165.74	171.48

5. 青少年身高增长潜能评估的方法

骨龄可以简单理解为"骨骼的年龄",它反映了青少年骨骺的发育水平和成熟程度。骨骺的发育程度对身高的增长起着决定性的作用。骨龄通常通过拍摄左手正位骨龄片(包含手骨、腕骨、桡骨、尺骨远侧端,拍摄时手指头、手掌、腕部、胳膊的摆放体位都是有具体要求的)来确定,用 29 块软骨中的 13 块代表骺软骨等级,判断的标志主要是看骨化中心是否出现、骨化中心的形态变化、关节面是否出现和形成等,再综合计算出骨龄。

作为一种评估骨骺成熟度的方法,骨龄片一定程度上确实可以预测身高,但预测结果不一定准确。因为骨龄的发育具有连续性和不均匀性的特点,受到环境因素、发育因素的影响,所以需要动态监测,而不是单看一个时间点的数值。即便单次预测出的成年身高值不理想,也不意味着最终的身高一定很低。

骨龄监测和身高预测是医生进行生长发育评估和疾病筛查、诊断和监测过程中的方法和工具,但具体到单个个体是否需要查骨龄、什么时候查骨龄,需要听从专业医生的指导。

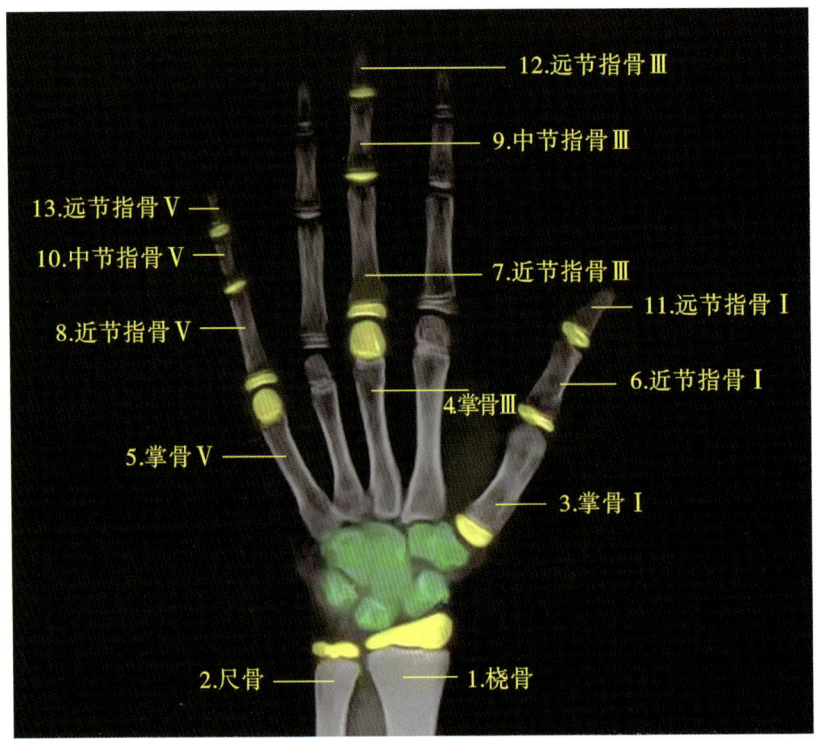

标准骨龄片

6. 青春期身高评估的误区

在评估青春期身高时,有一些常见的问题。

(1)提前下结论:有些家长或医生可能会在青春期初期就对孩子的最终身高作出预测。然而,在青春期早期,孩子的身高增长可能会有很大的波动,不能提前下定论。

(2)焦虑过度:一些家长可能会过分担心孩子的身高发育,尤其是孩子看起来比同龄人矮小时。然而,每个孩子的生长速度和时机都是不同的,不必过于焦虑。有些孩子在青春期后期才会经历明显的身高增长。

一　身高发育的影响因素

（3）过分夸大遗传的影响：遗传因素在身高发育中起着重要作用，但并不是唯一的因素。有时，孩子可能会继承家庭中较矮的基因，但仍然可以通过健康的生活方式和适当的营养来达到最佳的身高。

（4）早熟焦虑：如果孩子在青春期早期发育，家长可能会担心他们会早熟并停止生长。青春期早期发育并不一定意味着身高增长会提前结束。通常情况下，青春期后期仍然会有身高增长。

（5）忽略性别差异：男孩和女孩在青春期身高发育方面通常有不同的时间表。男孩通常在青春期后期才会达到最终身高，而女孩的身高增长可能会更早停止。这种性别差异是正常的。

要正确评估青春期身高，最好的方法是咨询医生，进行定期的生长监测，并遵循健康的生活方式，包括均衡饮食和适当的运动。青春期是一个复杂的生长阶段，每个孩子都会有自己独特的生长轨迹，不必过于担心。

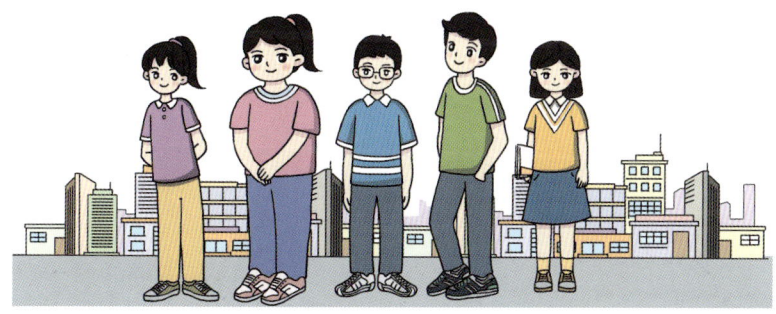

7. 对矮小身材的再认识

2008年，中华医学会儿科学分会内分泌遗传代谢学组在《中华儿科杂志》上发表了《矮身材儿童诊治指南》。该指南明确指出，矮身材是指在相似生活环境下,身高低于同种族、同性别、同年龄正常儿童身高均值的 2 个标准差,或低于第 3 百分位数。如对于 10 岁年龄段的儿童,男孩身高低于 128.7 厘米,女孩身高低于 128.3 厘米,就可能被认为身材矮小。

矮小身材不仅受遗传因素影响,还受到营养、健康状况、生活方式和环境等多种因素的综合影响。青少年的生长速度和时机因个体而异。有些孩子可能在青春期初期就停止了身高增长,而有些孩子则可能在青春期后期继续增长。

对于那些可能身材发育异常的孩子,医生会进行综合评估,包括观察他们的生长轨迹,对骨龄、遗传背景进行必要的检查。这种综合评估有助于更准确地了解一个人的生长情况,并为未来的身体健康提供指导。

青少年可能会因身材矮小而感到自卑或焦虑。家长和教育者应提供心理支持,帮助他们建立自信和积极的心态。矮小并非问题,身高并不是评判一个人价值和能力的唯一标准,每个人都有自己独特的特点和优点,矮小不应该成为限制个人成就和幸福的障碍。

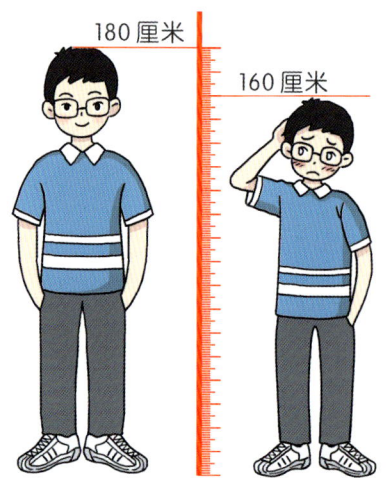

8. 青少年身高与遗传的关系

遗传因素在身高发育中扮演着关键角色,占到 60%～80%。遗传因素主要是通过基因来传递的。父母将自己的一部分基因传给子女,其中包括影响身高的基因。如果父母都较高,子女通常有更高的可能性,具备较高的身高潜力。反之,如果父母身材较矮,子女可能会受到这种影响。身高的遗传模式非常复杂,因为它受多个基因的相互作用影响,不仅仅由单一基因决定。这使得身高的遗传变得更加多样和复杂。

尽管遗传对身高发育有重要影响,但它并不是唯一的决定因素。后天因素如营养、健康、运动和环境同样对身高产生影响。良好的营养摄入对于支持骨骼和身体的正常生长至关重要。充足的睡眠对青少年的身高发育也非常重要,因为生长激素通常在夜间分泌。适量的运动有助于维持骨密度和促进身体健康。即使青少年遗传了较低的身高,通过健康的生活方式管理,他们仍然有可能实现更高的身高。

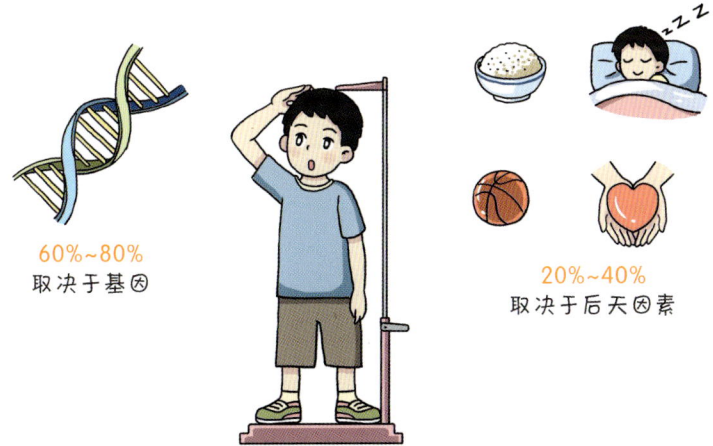

60%~80% 取决于基因

20%~40% 取决于后天因素

9. 青少年身高与营养的关系

青少年的身高与营养密切相关。合理的营养是指每天按适当比例摄取各类营养素,以满足身体生长发育、日常活动和修复组织所需的物质和能量需求。不科学的饮食习惯可能导致营养不均衡、某些营养素缺乏以及营养素比例失调,这些问题都可能直接或间接地影响青少年的生长发育和整体健康。

为了保证青少年的健康,他们需要均衡的膳食。这包括充足的蛋白质、碳水化合物、脂肪、维生素和矿物质等各种营养素,以支持他们的生长、发育和身体机能。为了实现这一目标,科学合理的营养搭配非常重要。这样做能最大程度发挥各种食物的营养价值,还能提高各类营养素的吸收和利用效率。

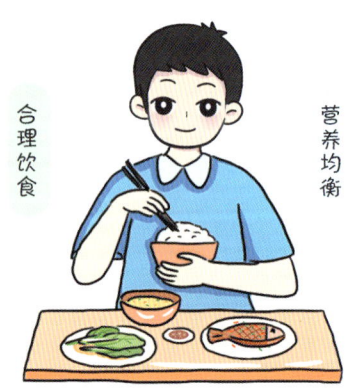

10. 青少年身高与运动的关系

青少年的身高与运动之间有着紧密的联系。在这个成长阶段,青少年正经历身高增长的重要时期。经常参加体育锻炼可以对他们的身高发育产生积极的影响,有研究表明,运动可以使骨骼增长2~4厘米。这是因为青少年时期,骨骼对外部负荷的反应是非常敏感的,它会根据所受的压力来进行形态的改建和调整。

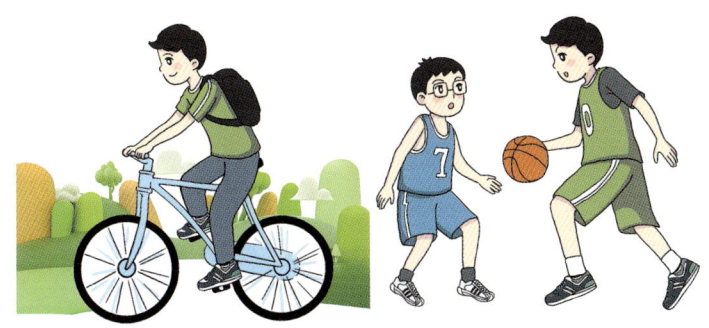

运动对身高的影响机制是多方面的,主要包括以下几个方面。

(1)机械负荷理论:运动时,肌肉产生的机械张力可以刺激骨骼的生长和发育。这是因为运动时骨骼受到不同形式的适宜压力,这些压力可以促使血液流向骨骼生长区域,增加骨细胞的血液供应。此外,机械刺激也可以促进骨骼生长区域的软骨细胞完成分裂和增殖。

(2)调节因子的释放:运动有助于高效释放对骨骼生长发育起调节作用的生长因子,包括生长激素(GH)、性激素和胰岛素样生长因子(IGF)。这些生长因子在骨骼生长板上发挥重要作用,促进骨骼的正常生长和发育。

(3)饮食摄入的增加:适度的运动增加了身体的运动量,因此增加对营养的需求。这通常导致增加食物摄入量,从而提供足够的营养支持骨骼和身体的健康生长。此过程也有助于改善体质和优化作息。

(4)维生素D的生成:运动通常在户外进行,可以接触新鲜空气和日光。这有助于皮肤内合成维生素D,这是维持骨骼健康所必需的。维生素D促进钙和磷的吸收,有助于骨骼的形成、钙化和更新。

(5)心理情感的积极作用:运动可以改善情绪,增强愉悦感和满足感,缓解压力和焦虑。这种积极的心理情感状态有助于体内激素的正常分泌,如生长激素,进一步促进身高的增长。

11. 青少年身高与睡眠的关系

青少年的身高和睡眠相关。这是因为人体的脑垂体分泌多种激素,其中一种叫作生长激素,它对身体的生长发育起着关键作用。生长激素能够促进蛋白质的合成,特别是在儿童和青少年时期,它对骨骼的发育和身高的增长至关重要。

生长激素的分泌在夜间睡眠状态下较活跃,特别是在晚上11点至凌晨1点。在这个时间段内,生长激素的分泌量通常会比白天高出5~7倍。因此,保持良好的夜间睡眠是促进青少年身高增长的重要因素之一。

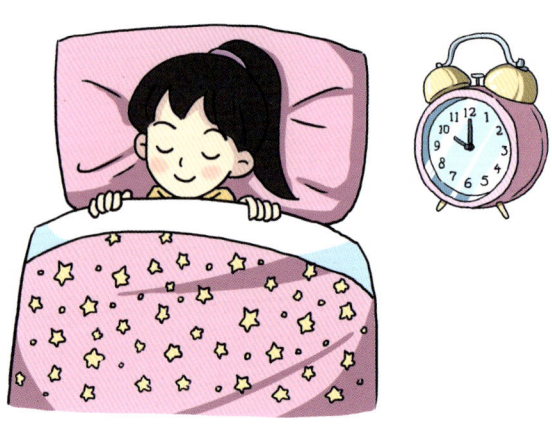

为了确保身体的健康与成长,青少年通常需要充足的睡眠,建议在晚上保持8到10小时的睡眠时间。此外,深度睡眠对身体的恢复和生长至关重要,因此,尽量在晚上10点左右入睡,这样有助于提高睡眠质量,避免影响身体健康。

一　身高发育的影响因素

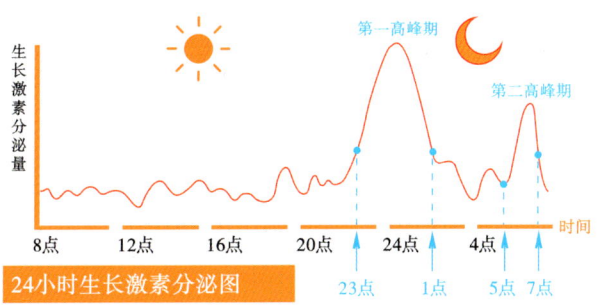

24小时生长激素分泌图

研究表明,睡眠充足且质量良好的青少年通常精力充沛,食欲好,身体吸收营养的能力强,从而有助于他们的身高增长。相反,睡眠不足或质量差的青少年可能会感到疲惫、易怒、情绪不稳定,食欲减退,缺乏足够的营养,从而影响他们的身高增长。

二 生长发育期的管理

1. 青少年生长发育期的营养管理

青少年在生长发育期间的营养管理至关重要。合理的营养摄入包括各类食物中的营养素平衡。这些营养素主要包括蛋白质、脂肪、碳水化合物、纤维素、维生素、矿物质和水七大类，它们相互作用，相互配合，起着重要的调节和支持作用。为了确保身体能充分吸收这些营养素，我们需要选择多种食物，确保它们的种类齐全、比例适宜、数量足够。

在日常饮食中，我们首先要关注的是饮食的平衡。不要偏食，更不要只侧重于某一种特定食物或营养成分。通常，我们应该通过多样化的食物来满足身体对各种营养素的需求。选择合理的食物种类是培养健康饮食习惯的关键，但选择的食物也需要符合医学营养学的基本原则。

为了确保青少年获得充足的营养，可以参考营养均衡的建议，依据青少年的体重和健康状况，制定每日所需的食物摄入量。同时，社会和学校也应提供科学的营养知识和教育，以帮助他们树立均衡饮食的观念。这将有助于青少年调整饮食习惯，满足其身体的需要。

二 生长发育期的管理

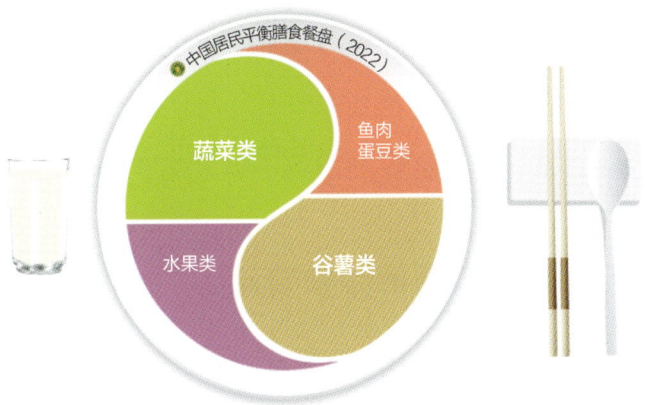

以下是确保青少年膳食营养平衡的一些建议。

（1）多样化的食物选择：应摄取多种多样的食物，包括水果、蔬菜、全谷物、蛋白质食品（如肉类、鱼类、豆类和坚果）以及乳制品或替代品。不同食物提供不同种类的营养素，确保各种营养素的摄取对于维持健康非常重要。

（2）控制食物的比例：要关注食物的比例，确保每餐都包含蛋白质、蔬菜和碳水化合物。合理的食物比例有助于提供足够的能量和营养素。

（3）控制食物的摄入量：应该控制高糖、高脂肪和高盐食物的摄入量。这些食物可能会导致健康问题，如肥胖等。选择更健康的选项取而代之，如全麦食品、低脂肪乳制品和新鲜水果。

（4）饮水：确保饮水量充足。水是身体正常运作所必需的，对于维持新陈代谢和健康至关重要。应优先选择矿泉水或白开水，避免过多的含糖饮料和咖啡因饮料。

（5）控制零食：限制高糖和高脂肪的零食摄入，尤其是加工食品和快餐。鼓励健康的零食选项，如坚果、酸奶和水果。

（6）补充维生素和矿物质：确保膳食中包含足够的维生素和矿物

质。有时，青少年可能需要额外的维生素 D、钙、铁或其他营养素的补充，这应该在医生或营养师的指导下进行。

（7）规律饮食：保持规律的饮食时间有助于维持血糖水平稳定，确保足够的能量供应。不要跳餐，尤其是不要忽略早餐。

2. 青少年生长发育期的运动管理

青少年在生长发育期的体育锻炼管理至关重要。运动有助于促进生长发育、改善体型，但要注意渐进性和合理性，急功近利并不可取。

以下是一些体育锻炼的建议。

（1）渐进性：锻炼应该从简单到复杂、从低强度到高强度逐渐递增。开始时可以选择小负荷、短距离的活动，然后逐渐增加负荷和距离，逐步提高锻炼强度和项目的多样性。

（2）制订计划：制订每日运动计划是非常重要的。建议每天至少进行 60 分钟的有氧运动。

（3）控制屏幕时间：青少年的屏幕时间应该受到限制，每天不应超过 2 小时。过多的电子设备使用会影响锻炼，还会导致眼疲劳、干涩、视力下降等。

（4）选择合适的活动：运动项目应以提高灵敏性、协调性和柔韧性为主。如原地跑、跳跃、健美操等，也可以引入速度训练和其他项目，如短跑、羽毛球等，还可以考虑增加耐力和力量训练，如中长跑、篮球等。

（5）运动处方：可以制订运动处方，如单杠悬垂、跳绳、起跳摸高等。这些活动可以根据个体的能力和兴趣来选择，锻炼可以交替进行，每周 3～5 次，每次锻炼时间 60 分钟左右，心率控制在 120～140 次/分。

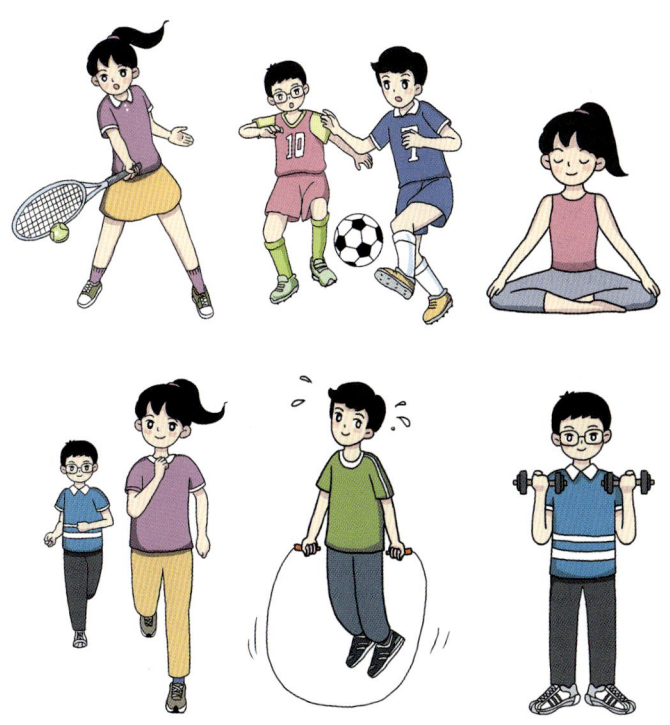

此外,需要特别注意的是,青少年正处于生长高峰期,青春期末期,身高可能已经达到成年时的90%,但骨化过程还没完成。这一时期容易发生运动损伤。

为了确保青少年安全进行运动锻炼,提出以下建议。

(1)做好监督,安全第一:保障安全至关重要。确保运动环境安全,穿着适合的衣物和鞋子,同时,有经验的家长或专业人员应监督和指导青少年的锻炼,确保锻炼在青少年可承受的范围内进行。如果出现任何意外伤害或不适,应及时处理或寻求专业帮助。

(2)制订合理的锻炼计划,循序渐进:锻炼计划应该逐渐增加锻炼强度和负荷。

（3）做好热身和恢复：在进行力量练习之前，先做一些动态拉伸练习，以激活和预热关节和肌肉，从而减少运动中的损伤风险。在锻炼结束后，进行一些静态拉伸和促进肌肉恢复的动作，同时要保持足够的水分摄入和合理的膳食，以获得更好的运动表现。

（4）保持趣味，培养习惯：为了鼓励青少年坚持锻炼，应确保锻炼有趣。大多数适用于青少年的力量练习也适用于成年人，因此，家长可以一起参加锻炼，这不仅有助于锻炼，还有助于培养良好的运动习惯和亲子关系。

3. 青少年生长发育期的睡眠管理

为确保中小学生能够享受充足的睡眠时间，促进他们的身心健康发展，教育部办公厅发布了《关于进一步加强中小学生睡眠管理工作的通知》。这份通知明确指出，睡眠对于中小学生的大脑发育、骨骼生长、视力保护、身心健康以及提高学习能力和效率至关重要。

通知根据不同年龄段学生的身心发展特点提出了以下建议。

（1）小学生每天的睡眠时间应达到10小时。

（2）初中生每天的睡眠时间应达到9小时。

（3）高中生每天的睡眠时间应达到8小时。

省级教育行政部门需要结合当地实际情况来统筹安排学校的作息时间。通知明确规定小学上午上课时间一般不早于8:20，而中学一般不早于8:00。同时，要杜绝学业过度挤占学生的睡眠时间。为此，学校需要加强对作业的统筹管理，以确保小学生能够在校内基本完成书写作业，而中学生也应在校内完成大部分书面作业。

为了进一步保障学生的充足睡眠，通知建议家长和学生一起制订作息时间表。例如,小学生的就寝时间一般不晚于21:20,初中生一般不晚于22:00,而高中生一般不晚于23:00。

此外,个人的睡眠管理通常以1周为1个周期。如果青少年每天的睡眠需求约为9小时,只要确保平均每天都能获得足够的睡眠,偶尔由于特殊原因未达到标准的情况可以通过补觉来弥补。周末可以多睡一会儿,以帮助恢复体力。

总的来说,保障中小学生的充足睡眠是非常重要的,关键是确保他们获得足够的休息,以维护身心健康。判断青少年是否获得足够的睡眠不仅仅依赖于时间,还应关注其精神状态。只要青少年一整天都精力充沛,没有明显的缺觉迹象,那么他们的睡眠时间就足够了。根据大多数睡眠数据,9小时通常能够满足青少年的睡眠需求。特别是在夏季,增加30分钟的午休时间或者傍晚的30分钟补觉时间更加有益,可以帮助青少年在疲劳之前及时恢复精力,维护他们的身体健康。

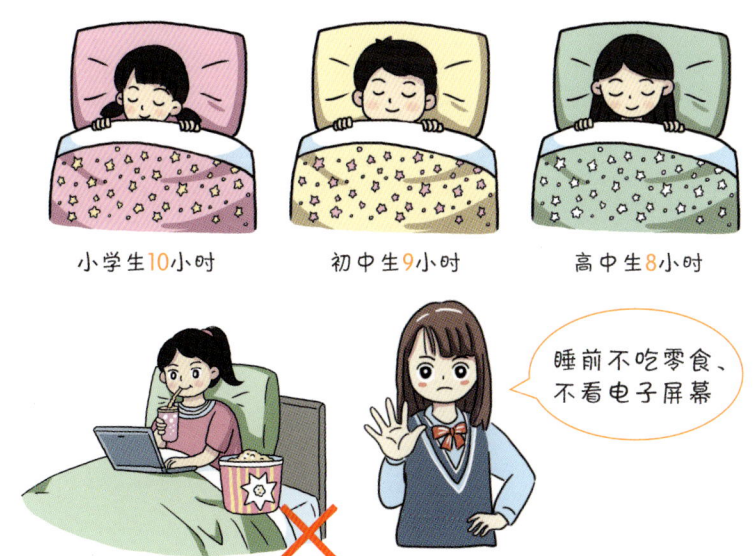

4. 青少年生长发育期的体重管理

科学的膳食和运动安排是青少年控制体重增长的主要措施,以下是一些有关青少年体重管理的建议。

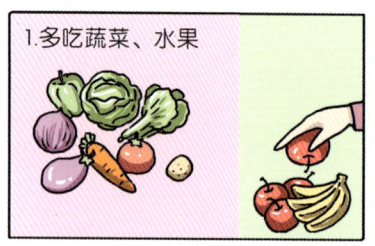
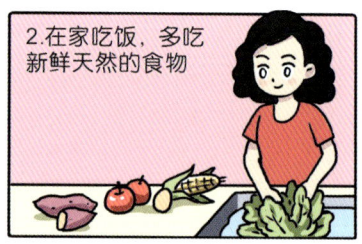
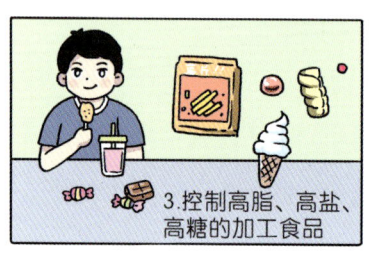
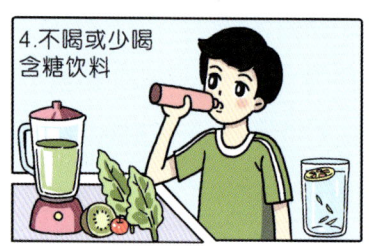

（1）控制高能量食物的摄入：限制高热量的食物,如油炸食品、肥肉、糖果、蜜饯、奶油制品、含糖饮料等。减少这些食物的摄入有助于防止能量摄入过多。

（2）增加新鲜食材的摄入：多选择新鲜蔬菜、水果以及富含蛋白质的食物,如鱼、虾、牛肉、禽类、肝、蛋、奶制品和豆制品。喝白开水或不添加糖的新鲜果蔬汁有助于健康和体重管理。

（3）避免极端饮食和节食：不要采取极端的节食或禁食方法,这些方法可能对健康造成负面影响。切勿盲目服用减肥药物,以免潜在的健康风险。

（4）控制每日能量摄入：密切关注每日的能量摄入，可以通过记录饮食来监测体重变化。了解自己的能量需求，并根据需要进行适度的控制。

（5）科学运动：在合理膳食的基础上，科学的运动是控制体重的重要方法。制订科学的运动计划，循序渐进，逐步增加运动频率和强度，培养持之以恒的运动习惯。

三 脊柱外观异常的诊疗和预防

1. 青少年高低肩和脊柱侧弯

高低肩顾名思义,就是表现为一个肩膀高、一个肩膀低,其形成的主要原因就是不正确的背包姿势,或者长期背单肩包、坐姿不正等引起脊柱两侧的肌肉力量不平衡,导致人体两肩不一样高的现象。这种不平衡的状态长期存在,最终会影响到骨骼,尤其是椎骨,会导致椎骨发生偏移和旋转,造成脊柱侧弯。

脊柱侧弯多发于女性,男女比例为 1∶4 左右,常见于 7~14 岁青少年。脊柱侧弯危害较大。脊柱毗邻脊髓、内部脏器,从脊髓发出的神经也十分依赖于脊柱的正常解剖结构。当脊柱发生侧弯时,侧弯使脊柱长度变短,导致身材矮小,影响心理健康;病情严重者可能会导致神经损伤,出现疼痛、麻木、感觉减退、大小便异常等症状;当影响到内脏功能时,可导致心肺功能受损;同时,脊柱侧弯还会出现骨盆前倾、扁平足、长短腿、高低肩等症状。一部分青少年因为外形原因产生自卑、抑郁等严重心理疾病。脊柱侧弯严重影响青少年的身心健康。

脊柱侧弯的原因分为先天因素和后天因素。先天因素指从出生就存在脊柱侧弯,目前对先天性脊柱侧弯的病因仍未可知,大多数相关学者认为与环境、遗传等有关。后天因素导致的脊柱侧弯,多由姿势不良引起,这些不良姿势导致脊柱两侧肌力不平衡,主要包括日常背单肩包、坐姿不正、睡觉时姿势不正确、学习时因单手托腮或者单肘撑桌面导致头长期偏向一侧。值得注意的是，由于脊柱侧弯不易察觉，致病周期长，再加上家长对脊柱侧弯的认识不足，常常导致青少年错过最佳治疗时间，因此，青少年需格外注意矫正不良姿势习惯。

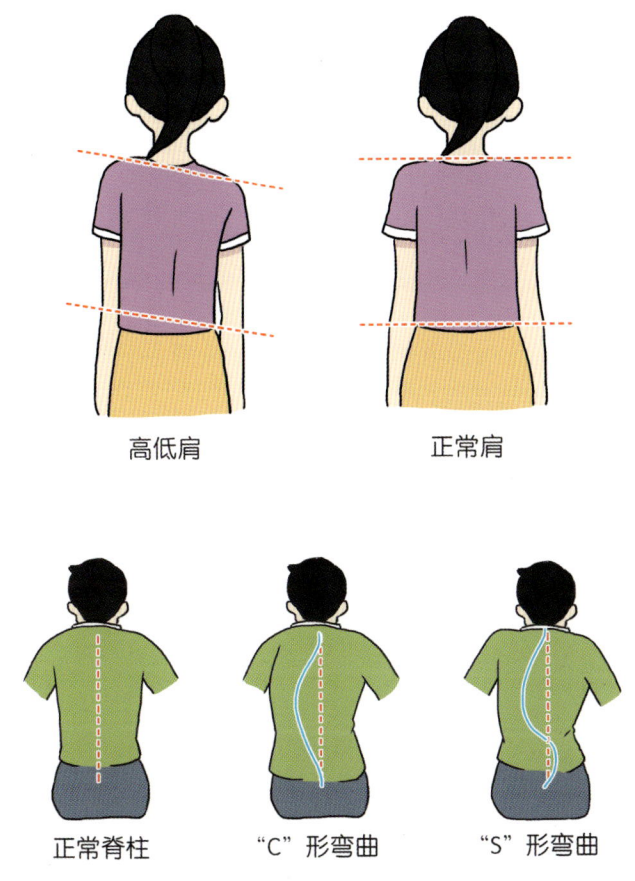

2. 脊柱侧弯的自我诊断

中华预防医学会脊柱疾病预防与控制专业委员会前期流调数据显示，我国有超过 500 万的中小学生存在脊柱侧弯问题，并且还以每年

30万的速度递增，所以，社会面加强对脊柱侧弯的理解，对脊柱侧弯做到早诊断、早预防、早治疗，具有深远意义。

日常，家长可以观察孩子脊柱外观。这里提供平时在家里的自我检查方法：①把外衣脱掉，只穿内衣，看他站立的姿势是不是歪斜的，然后看他双肩的高度是不是一样。②用手摸一摸孩子背部肩胛骨，感觉是否有一侧肩胛骨向后凸起。③用手摸一摸孩子背部肩胛骨的最下端，看看是否等高。④紧接着让孩子弯腰看向地板，双手自然下垂，触摸并对比孩子两侧背部是否有隆起，是否两侧对称。⑤触摸并对比孩子两侧腰部是否有隆起，是否两侧对称。⑥家长用自己的中指和食指夹着孩子脊柱突从颈椎向腰椎处往下划，看是否能划出正常的直线。以上为脊柱侧弯的"六步筛查法"，如果有任意一步异常，应及时去医院拍片检查，以免耽误病情。

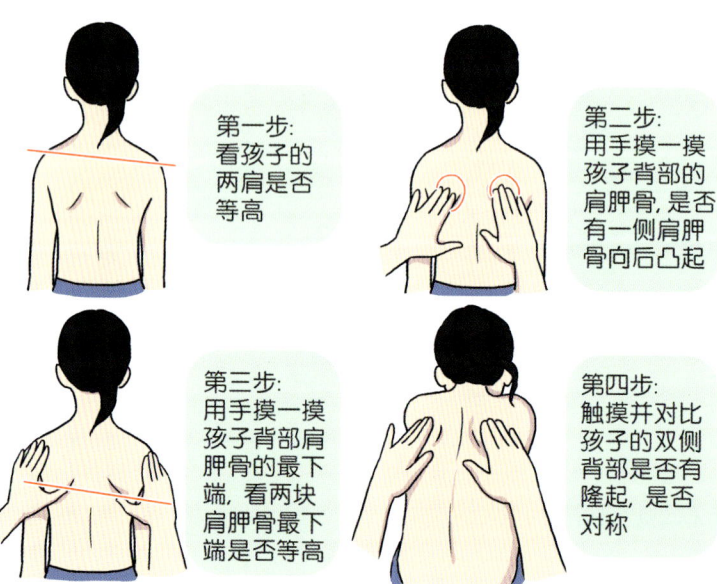

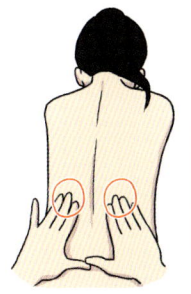
第五步：触摸并对比孩子的双侧腰部是否有隆起，是否对称

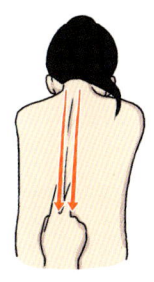
第六步：用中指和食指夹着脊柱突划下来，看是否能划出正常的直线

如发现脊柱外观异常，及时就医。影像学上判断脊柱侧弯的"金标准"是脊柱全长 X 射线片，同时也要配合体态的评估和查体，二者一致的情况下才能确诊。其中在脊柱全长 X 射线上测量得到的 Cobb 角（柯布角）在脊柱侧弯的诊断、治疗和预后的评估上都具有重要意义。

3. 脊柱侧弯的治疗

脊柱侧弯是一种脊柱结构异常，通常在儿童和青少年时期发现。治疗方式会根据曲度的程度来确定。

（1）轻微曲度（Cobb 角＜10°）：这种情况通常被认为是非常轻微的，不需要立即干预。主要的治疗方法包括定期监测和教育。患者应接受训练，以维持正确的坐姿和站姿，避免不良习惯，如长时间低头看手机或电视。定期复查是确保曲度不恶化的关键。

（2）中度曲度（10°≤Cobb 角＜20°）：在这个阶段，非手术治疗成为关键。医生可能建议特殊的锻炼，旨在加强核心肌群，以提供更好的支持脊柱的能力。此外，中医疗法，如脊柱牵引、中药熏洗、按摩等，有助于减轻症状和改善脊柱的状况。患者和家长应积极参与锻炼和康复计划，遵循医生的建议。

（3）中重度曲度（20°≤Cobb 角<40°）：在这一阶段，非手术治疗仍然是首要选择，但可能需要考虑佩戴支具。患者需要配合医生的指导，长期佩戴支具，并进行定期的医学评估以确保疗效。

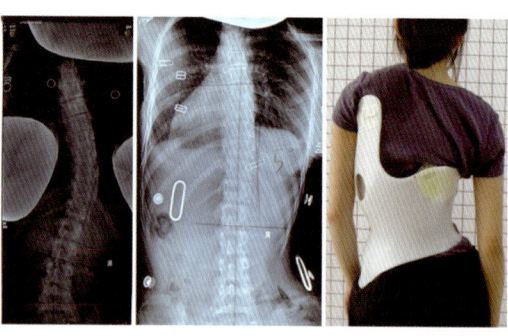

左图为脊柱侧弯佩戴支具前影像，中图为脊柱侧弯佩戴支具后影像，右图为脊柱侧弯患者佩戴支具图片。

脊柱侧弯影像图片及佩戴支具图片

（4）重度曲度（Cobb 角≥40°）：当曲度非常严重时，手术治疗可能是唯一有效的方法。手术后，患者需要严格遵循医生的建议，包括康复锻炼和定期随访。

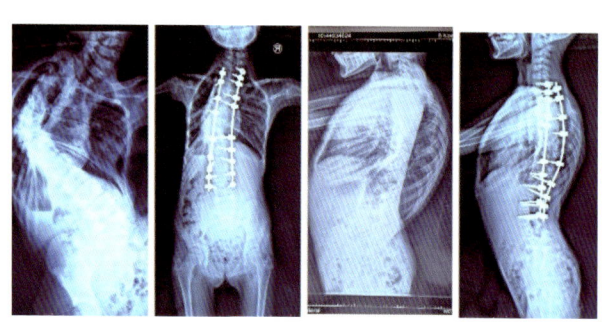

从左到右依次为：脊柱侧弯术前正位影像图片；脊柱侧弯术后正位影像图片；脊柱侧弯术前侧位影像图片；脊柱侧弯术后侧位影像图片。

脊柱侧弯术前、术后图片

三 脊柱外观异常的诊疗和预防

除了医生的建议和治疗外,个人锻炼也可以对脊柱侧弯的康复和矫正起到积极的作用。下面是一些具体的锻炼方式,重点是加强腰腹背部的核心肌肉和提高脊柱的稳定性。

(1)平板支撑:这是一种较好的核心肌力锻炼。每天进行2、3次,每次进行3组,每组为1分钟的平板支撑练习。这有助于加强腰、腹、背部肌肉,提高脊柱的稳定性。同时,可以添加侧方支撑练习,特别是侧弯凹侧的支撑,以帮助纠正侧弯。

(2)凸侧侧方支撑练习:这个练习有助于拉伸凸侧的肌肉,以减轻脊柱的不正常压力。每次锻炼结束时,可以进行这个练习,持续时间根据个体情况来定。它可以帮助缓解不适感。

(3)腹肌练习:强化腹肌对脊柱的支持很重要。每天进行2次腹肌锻炼,每次进行3组,每组进行20个仰卧起坐。这有助于保持腹部肌肉的平衡,减少脊柱的扭曲。

(4)悬吊运动:悬吊运动对于脊柱的伸展和放松非常有帮助。每天进行2次,每次持续10分钟。可以通过吊环、倒立器或专业悬吊设备来完成。悬吊可以帮助减轻脊柱的压力,改善姿势,同时增强核心肌肉。

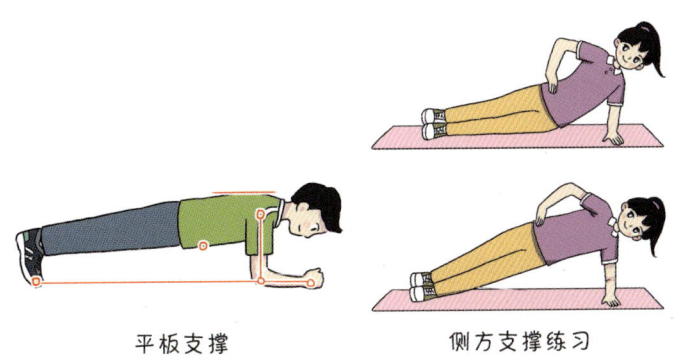

平板支撑　　　　　　侧方支撑练习

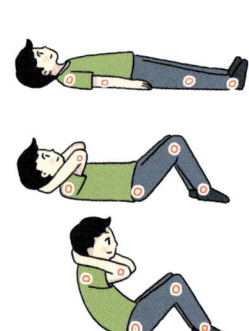
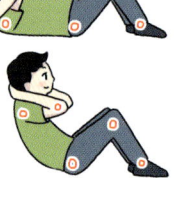

仰卧起坐　　　　　　悬吊运动

需要注意的是,锻炼应该适合个体的情况,并在专业指导下进行。在锻炼过程中,如果出现任何不适或疼痛,应立即停止,并听取医生或康复师的建议。脊柱侧弯的锻炼应该是逐渐增加强度的,避免过于激烈的活动,以免加重症状。与医生一起制订个性化的锻炼计划是非常重要的。

4. 正确佩戴支具,改善脊柱侧弯

当脊柱侧弯程度为中重度曲度(20°≤Cobb 角<40°)时,需要科学佩戴支具。青少年脊柱侧弯支具的使用方法包括以下几方面内容。

(1)支具的选择:青少年脊柱侧弯的支具需要定制,而且根据病情的变化,佩戴一段时间以后,如果出现哪里不舒服、矫正的效果不理想等,需要进行相应的调整。一般3个月到半年后需在医院医生指导下调整1次;半年到1年根据病情变化,必要时更换。

(2)脊柱侧弯支具的佩戴时间:最好是全天佩戴,时间越长越好。佩戴支具会给生活以及晚上的睡眠带来不便,有适应的过程,尽量延长佩戴的时间。同时也应该注意在支具佩戴期间定期地摘除支具、定期进行相应的功能训练,包括脊柱周围肌力的平衡、脊柱的功能训练。

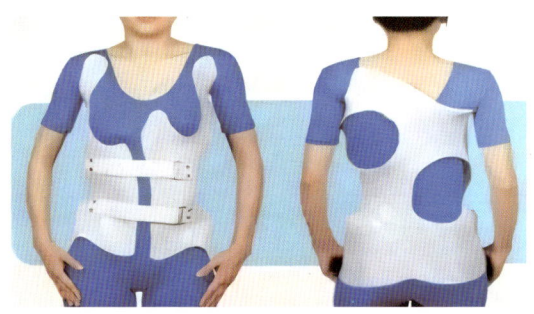

左图为脊柱侧弯患者佩戴支具前面，右图为脊柱侧弯患者佩戴支具后面。

脊柱侧弯患者佩戴支具图片

5. 预防脊柱侧弯，从日常习惯做起

日常习惯对预防青少年脊柱侧弯很重要，包括：

（1）每天都应坚持至少1小时的体育锻炼。尽量多参加诸如单双杠、跳箱、平衡木等活动项目，使背部肌肉对称发育，对预防脊柱侧弯有良好的作用。

（2）良好的学习方式包括正确的读写姿势和高度适合的桌椅。正确的姿势就是指身体距离桌子一拳远，眼睛距离书本一尺远，身体坐正，书本放在身体正方偏右（适合于右手写字的人）。

（3）适当的书包重量和正确的背包方式。

（4）睡觉时选择软硬合适的床，不能太软。

（5）合理的饮食习惯。合理的饮食是指一日三餐所提供的营养必须满足人体的生长、发育和各种生理、体力活动的需要。应该注意荤素搭配、合理饮食，满足青少年生长发育所需要的营养。另外，青少年阶段正是骨骼生长发育的高峰期，适当增加钙摄入量，可以提供骨骼快速生长发育所需要的钙质，也可以减少脊柱侧弯的发生。

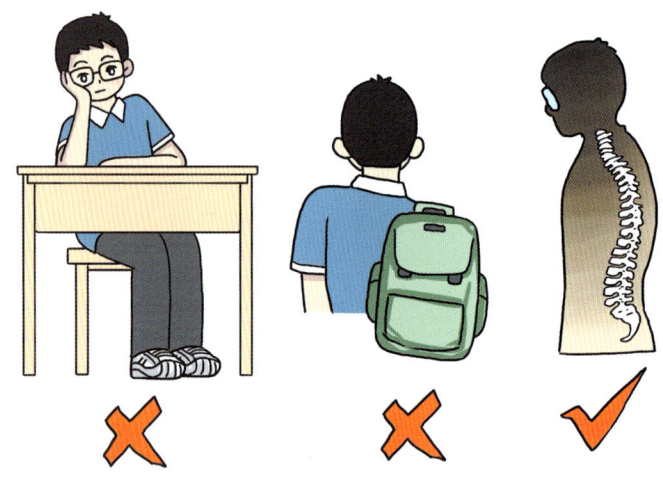

6. 什么是青少年颈部偏歪(寰枢关节半脱位)

颈部偏歪,俗称"歪脖子病",多表现为头偏向一侧。寰枢关节半脱位是最常见的斜颈原因之一,弄清楚寰枢关节半脱位之前,我们要首先了解何为寰枢关节,寰枢关节是指颈椎的第一颈椎(寰椎)和第二颈椎(枢椎)组成的一个关节。颈椎是人类脊柱活动度最大的部分,可完成屈伸、侧屈、旋转等多个方位动作。其中寰枢关节承担了颈椎超过一半的旋转功能。

人身体上的各关节如果想保持在正常解剖位置,除了骨本身以外,还需要关节囊、韧带及肌肉的协助,以保证运动完成后骨骼仍处于正常位置。对于寰枢关节而言,横韧和翼状韧带保证寰枢关节不会错位,从而让寰枢关节在旋转时和旋转结束后能回到正常的位置上。如果当某些致病因素如周围软组织炎症、韧带松弛或外伤发生时,就会造成寰枢关节无法回到正常位置,临床上称之为寰枢关节半脱位。

儿童的韧带、关节囊都较为薄弱，较之成人而言，较小的外力作用就有可能导致寰枢椎半脱位，且该病容易和落枕混淆。

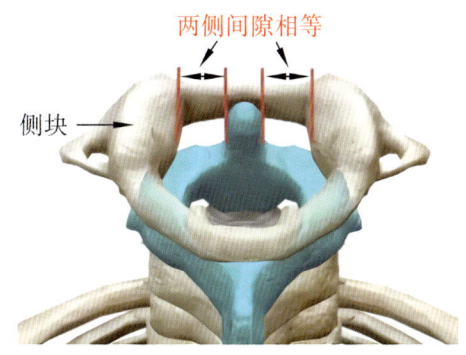

青少年颈部偏歪通常表现为头部倾斜向一侧，这一明显的症状可能会伴随头痛或颈部不适感。此外，患者可能会感到颈部运动受限，难以自由旋转头部，这些症状应引起家长和患者的警惕。及早识别这些症状对于采取有效的预防和治疗措施至关重要。

7. 寰枢关节半脱位的诊断、治疗

（1）寰枢关节半脱位多发生在青少年，多由于外伤或者上呼吸道感染等导致寰枢关节之间的韧带受到破坏，在寰枢关节旋转等诱因下，寰枢关节出现错位，解剖上不对称，外观上颈部偏歪，症状上颈部无法活动，或活动部分受限，活动时疼痛加重。在生活中由于上呼吸道感染导致的寰枢关节错位，容易误诊为落枕。青少年一般不存在落枕，出现颈部偏歪要及时去专科医院就诊。

（2）出现颈部偏歪，及时就诊，可行颈椎 DR（数字 X 射线摄影），明确诊断。颈椎侧位和颈椎张口位 X 射线片对于寰枢关节半脱位的诊断具有相当重要的意义，可直观反映寰枢椎位置是否正常。张口位 X 射线片可清楚显示枢椎与寰椎之间的左右位置是否正常,侧位片可清楚显示枢椎和寰椎之间的前后位置是否正常。

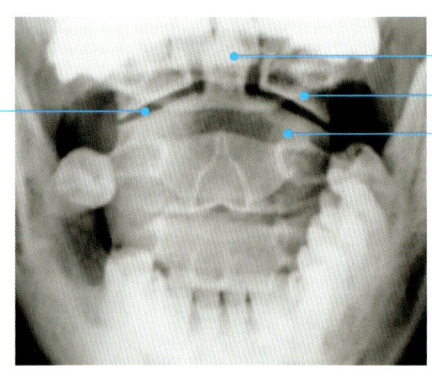

（3）寰枢关节半脱位应早发现、早诊断、早治疗,非手术治疗仍是第一选择,并且预后较好。其中,颌枕带牵引、颈托固定是治疗寰枢关节半脱位的首选方案。优点在于操作简单,安全可靠。部分病程较长、病变顽固者,也可考虑颅骨牵引、头颈胸支架外固定。少部分患者需要借助手法复位。

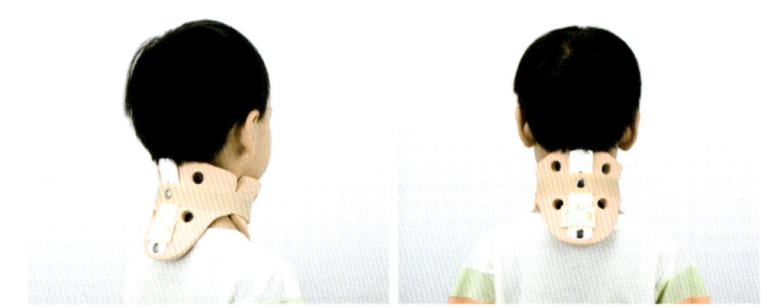

寰枢关节半脱位佩戴颈托图片

轻度寰枢关节半脱位即使合并神经症状,也不需手术治疗。只有当骨和韧带复合体损伤,寰枢关节出现持续不稳定或伴有明显神经症状时,才需要进行手术治疗。

外伤导致的寰枢关节半脱位通常在接受规范治疗后 7~10 天内可以治愈。而上呼吸道感染引起的情况则可能需要更长的治疗时间，通常在 10~15 天内可治愈。治疗过程中，医生可能会建议佩戴颈托，通常为 4 周，然后在接下来的 3 个月内避免剧烈运动，并预防感冒。

除了医学治疗，康复锻炼也非常重要。在去除颈托后，进行颈部功能锻炼对康复至关重要。这种锻炼通常包括"项臂争力"以及颈部 4 个方向的抗阻力功能锻炼。这些锻炼有助于恢复颈部的稳定性和功能，加速康复过程。

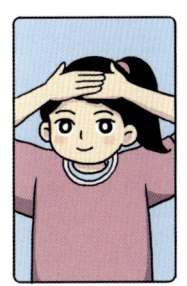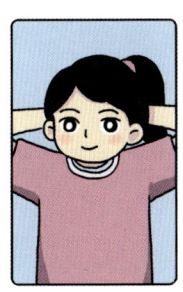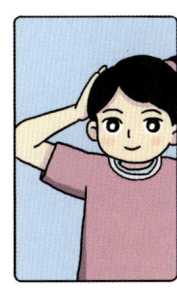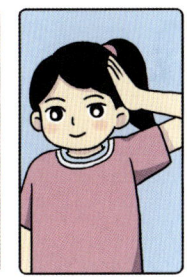

颈部抗阻力练习

8. 寰枢关节半脱位的预防及早期干预

预防寰椎关节半脱位的关键在于保持良好的颈部健康习惯。首先，青少年应维持正确的颈部姿势，避免长时间低头看手机或看电视。其次，参与适当的锻炼，特别是加强颈部、背部和核心肌肉的锻炼，以提高颈椎的稳定性。此外，要注意避免颈部外伤，特别是在体育活动中，确保正确使用保护装备。最重要的是，及早发现和处理任何颈部异常，如头部倾斜或不适，以便早期干预和治疗，降低寰椎关节半脱位的风险。

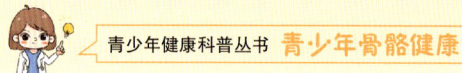

　　总之，寰椎关节半脱位是一个可以通过警惕、预防和早期干预来处理的问题。青少年应该密切关注颈部健康，保持正确的姿势，参与适当的锻炼，避免外伤，以降低寰椎关节半脱位的风险。如果出现任何疑虑，尤其是在颈部出现不适或异常的情况下，应及早咨询医生。

四 四肢外观异常

1. 青少年常见四肢外观异常的分类

青少年常见的四肢外观异常从发病原因上可以分为两大类，即发育性异常（先天性）、损伤后畸形（后天性）。

四肢的发育性异常常见的有肘关节内外翻畸形、屈伸异常，膝关节X形腿及O形腿，踝关节内外翻畸形，扁平足、高弓足等。

损伤后畸形主要因为损伤后未及时治疗，或骨骺损伤导致的骨骼生长异常，出现肢体畸形。青少年骨折后塑形能力的大小与受伤部位的生长潜力有关，在生长发育中占比较小的骨端发生骨折后塑形能力有限，所以产生畸形的概率较大，如肘关节和踝关节。另外，不是所有的骨折移位都可以通过塑形得到矫正，如复位后仍有侧方成角、旋转没有完全纠正，就很容易形成畸形愈合，导致肢体外观异常。此外，骨骺是骨骼生长发育的起源，同时是骨骼相对薄弱的部位，损伤后易引起肢体畸形。常见的损伤所致畸形有肘关节内外翻、膝关节内外翻及踝关节内外翻。

2. 什么是肘关节畸形

肘关节畸形是一种在青少年阶段常见的问题。肘关节在上肢功能和肢体位置调节中扮演着重要的角色，主要参与肘关节屈伸以及前臂旋转等关键活动。

正常情况下，人的肘关节在伸直后会呈现5°~15°的外翻角，也称为提携角。男性的正常范围是5°~10°，而女性的正常范围是10°~15°。如果外翻角度超过15°，我们称之为肘外翻；反之，如果肘关节外翻角度小于5°（女性10°），甚至出现内翻，就称为肘内翻。

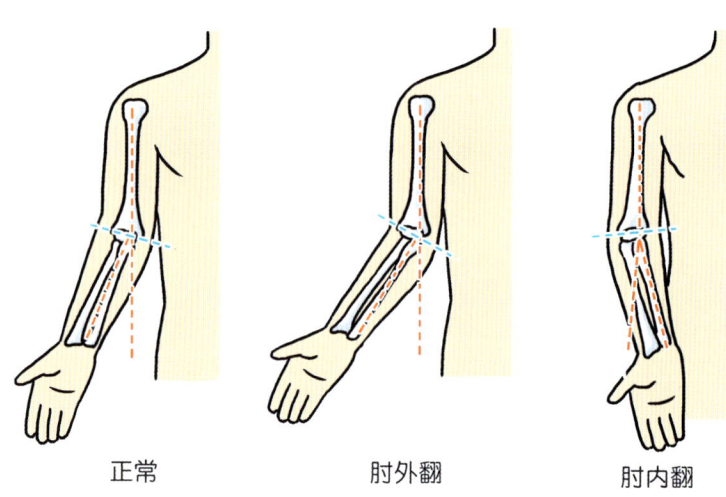

正常　　　肘外翻　　　肘内翻

此外，我们还可以通过屈曲肘部，尝试用手指触碰同侧的肩关节来检测。正常情况下，手指可以触碰到肩关节，而最大屈肘角度通常为130°~150°。肘关节完全伸直时的角度为0°，但大部分人会有5°~10°的过度伸直。如果向后过度伸直的角度超过10°，就被认为是肘关节反张。

青少年肘内翻可能由多种原因引起，包括肱骨髁上骨折愈合时出现畸形、孟氏骨折、肱骨内髁骨折等。其中，最常见的原因之一是肱骨髁上骨折复位不充分，导致骨折愈合后外观异常。

如果出现任何不正常的症状，特别是肘内翻，建议尽早咨询医生，以获取专业的建议和治疗方案。青少年的骨骼发育至关重要，及时的干预和治疗可以避免潜在的长期问题。

四 四肢外观异常

3. 青少年肘关节畸形的治疗

青少年肘关节畸形若不及时处理,肘关节的形态可能会随着生长发育而逐渐改变,因此越早进行治疗越有益。对于因韧带松弛导致提携角过大而引起的肘外翻,可以采取适当的方法来修复相关肌肉和韧带的问题,随着青少年的进一步生长和发育,这种情况可以得到一定程度的改善,不需要过多的手术干预。

此类肘关节畸形,除了外观异常,还可能对青少年的日常生活和运动能力产生不同程度的影响。例如,握笔、拿东西、举重等活动可能会受到影响。此外,由于外观畸形可能导致肘关节力量传递异常,在运动和外伤时更容易受伤,可能出现骨折、韧带损伤等情况。因此,一旦发现这些问题,要及时就医,以获得专业的诊断和治疗建议。

4. 什么是 X 形腿、O 形腿

X 形腿、O 形腿在医学上分别称为膝外翻、膝内翻。

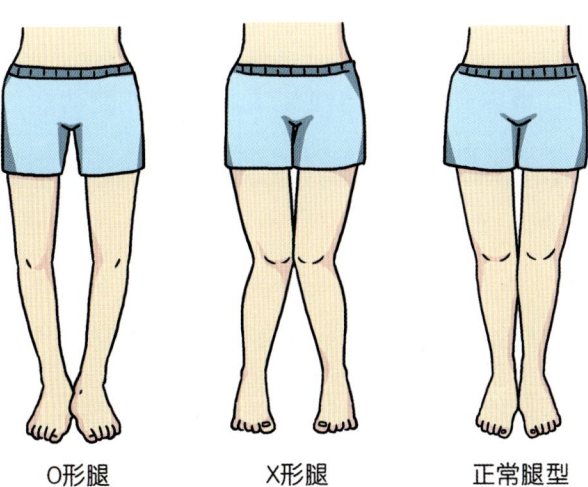

O形腿　　　　X形腿　　　　正常腿型

随着近年来家长对孩子身体关注度越来越高,下肢形态异常成为其中最常见、最受关注的问题。我们需要对青少年正常下肢的生长发育过程有正确的认识,才能正确认识生理性、病理性膝内外翻的区别,从而正确对待。

(1)生理性膝内外翻:从出生到青少年时期,下肢形态是动态变化的,出生时下肢会有10°~15°的内翻角度(生理性膝内翻),在12~24个月大时逐渐变直,2岁以后变成外翻状(生理性膝外翻),在3~4岁时达到最大外翻,6岁以后外翻逐渐改善,到11岁左右达到成人水平,残余5°~7°的外翻角。生理性膝内翻及膝外翻会随着生长发育逐渐改善甚至消失,故多数不需要治疗。

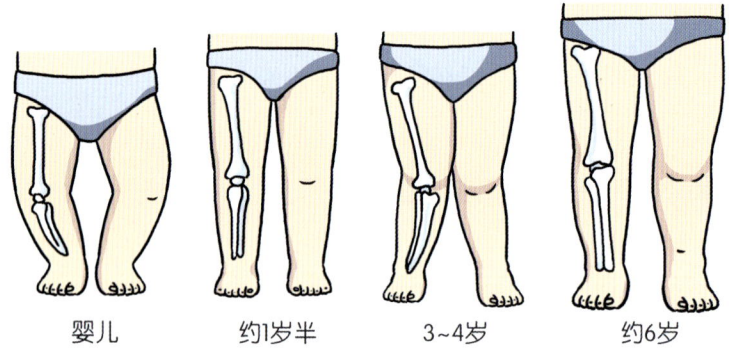

婴儿　　　约1岁半　　　3~4岁　　　约6岁

(2)病理性膝内外翻:病理性膝内翻和膝外翻的病因包括 Blount 病、儿童骨骺及干骺端肿瘤(如多发性外生骨疣)、代谢性疾病(如佝偻病及先天性甲减)、先天性骨骼发育不良、感染等,疾病进展过程中,影响膝关节周围骨骺发育的平衡,内外侧生长速率不一致。此类异常需要根据病因对症治疗,必要时需要手术干预。

(3)创伤性膝内外翻:由于儿童处于生长发育阶段,膝关节周围的骨骺损伤容易引起创伤性膝内外翻畸形,包括股骨远端干骺端骨折和骨骺骨折、胫骨近端干骺端骨折和骨骺骨折。如复位不佳、治疗过程中复位丢失、骨折愈合前过早负重下地、骺板外侧损伤、骨折后骺板的创伤性刺激、胫骨近端软组织撕裂（鹅足、骨膜、副韧带）等造成骨骺损伤，内外侧生长速率不一致，都会导致出现膝内翻、膝外翻。

5. 青少年 X 形腿、O 形腿的治疗

对于青少年 X 形腿和 O 形腿的畸形问题，一般情况下，使用"膝间距"来评估膝内翻的程度。距离小于 3 厘米被视为轻度，3~10 厘米为中度，大于 10 厘米为重度。同样，使用"踝间距"来评估膝外翻的严重程度，小于 3 厘米为轻度，3~6 厘米为中度，大于 6 厘米为重度。此外，可以通过拍摄双下肢的全长 X 射线片来评估下肢的力线，以确定是否需要进行手术治疗。

对于中度或重度的膝内外翻畸形，如果不及时治疗，膝关节将受到不均匀的力，可能导致早期出现疼痛，对日常生活产生不利影响，最终可能引发膝关节骨性关节炎。

如果青少年的骨骺尚未闭合且有一年或更长时间的生长潜力，可以考虑采用"8"字钢板半骺板阻滞术。这种手术方法是在骺板的两侧放置微小的"8"字钢板，以暂时阻滞一侧的生长，然后在下肢力线恢复正常后将钢板去除。这有助于下肢的形态得以正常发展。

然而，对于那些生长潜力小于一年或骨骺已经闭合的青少年，"8"字钢板半骺板阻滞术的效果可能不佳，此时需要考虑截骨矫形术。不管采用哪种手术方式，最终都可以获得满意的下肢外形，有助于改善膝内外翻畸形，提高生活质量。

家长和青少年应该与医生合作，根据具体情况和医学建议来决定

是否需要手术治疗,并选择合适的治疗方式。及早干预和治疗对于膝内外翻问题的纠正至关重要,可以确保孩子的下肢健康和正常发育。

6. 什么是扁平足

扁平足是指先天性或者后天性各种原因导致脚底的足弓降低或消失,导致脚掌与地面接触面积增大的一种足部畸形。3~12岁是足弓形成和快速发展时期,发病率为21%~37%,成人为8%~22%。

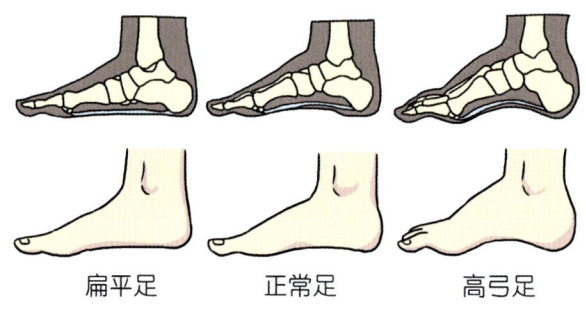

正常人足部内侧有纵弓,走路时外侧负重着力点在大脚趾第一节趾头、小脚趾第一节趾头和足跟部,通过足弓可以缓冲人体运动对足部的压力。扁平足的病人在走路时全部脚掌受力,没有纵弓的参与或参与很少,造成足部骨骼过度运动,时间长后会引起劳累酸困、足部疼痛。通常疼痛部位在足底内侧,长期站立或行走后加剧。

7. 青少年扁平足的治疗

青少年扁平足多数由未发育完善或先天性韧带松弛导致。如果不伴有疼痛、劳累、运动受限等,在非负重状态下足弓存在,负重后足弓即消失,说明关节的活动性尚存在,称为可复性平足或柔性平足,此种情况不需要特殊治疗。如果扁平足比较严重,伴有脚踝疼痛,或因为扁平足的过度外翻及内旋,造成膝关节代偿性外翻及髋关节代偿性外旋等,继而可能引发膝、髋、下背等部位的疼痛,严重影响生活,或引起其他部位的发育异常,称之为平足症,则需要及时治疗。

非手术治疗:使用矫正鞋垫(足弓垫)、穿戴足弓支撑器。此类治疗可以缓解疼痛,支撑足弓,使足部骨骼得到位置改善,有利于骨骼正常发育。

手术治疗:通过软组织手术、截骨手术对影响足弓的软组织和骨重建,恢复足底正常受力。关节制动器可有效复位并稳定足弓顶部骨骼,适合6~12岁平足症。术后通过骨骼肌肉及足底软组织的重新适应,可一定程度改善足弓,最后取出稳定器,足弓仍可保持。

功能锻炼:光脚走路,进行踮脚足底肌锻炼、弹力带辅助足内翻胫后肌锻炼等都有助于足弓部软组织的发育,对维持足弓起重要作用,可在一定程度上缓解扁平足带来的不适。

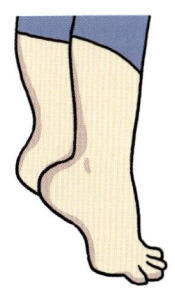 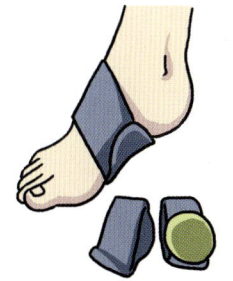 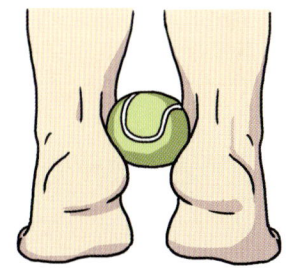

8. 青少年扁平足的日常注意事项

扁平足是青少年非常常见的一种足部疾病,我们应该学会正确对待,不要过度焦虑。通过相应的功能锻炼,可克服扁平足带来的不便,达到正常的运动状态。另外,不是所有的扁平足都需要治疗,但如果经常性疼痛,外观异常明显,应及时就医,平时积极做好相关的功能锻炼,从而获得一双健康的脚丫。

五 外伤和骨折

1. 青少年开学季疼痛的认识

每个开学季的第 1 个月,都会有大量的青少年在上体育课后出现各种疼痛。究其原因,现在的父母大多数都有望子成龙、望女成凤的心理,孩子的大多数课余时间都用于学习和看手机、电脑,用来进行体育锻炼的时间是少之又少。平时不锻炼,开学上体育课或为了考试突击进行大量集训,非常容易出现运动后损伤疼痛。常见的疼痛原因有胫骨结节骨骺炎、跟骨骨骺炎、足底筋膜炎等。

(1)胫骨结节骨骺炎:胫骨结节是膝关节下方的骨性隆起(图 A),大腿的股四头肌力量沿着髌骨、髌韧带最终传达到胫骨结节(图 B),帮助我们完成伸膝关节的动作。青少年的胫骨结节是没有完全骨化的骨骺软骨(图 C),由于我们每一次蹲起、弹跳、走路都会对其造成牵拉,因此局部产生无菌性炎症,表现为髌骨下方胫骨结节处疼痛,做下蹲、起立等动作时疼痛加重,慢性损伤者胫骨结节较正常高突,多见于 11~15 岁的青少年。长期刺激严重者发生胫骨结节缺血性坏死。治疗首先就是制动,避免下蹲、跑跳等剧烈运动,减少刺激,可局部外用或口服非甾体类止痛药物,极少数反复发作且疼痛剧烈的可能需要手术治疗。

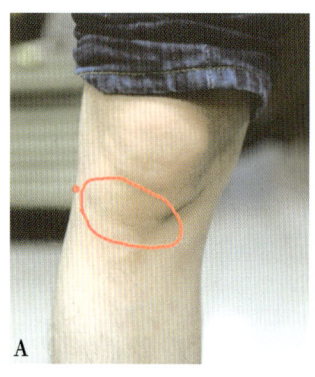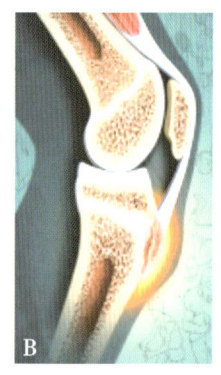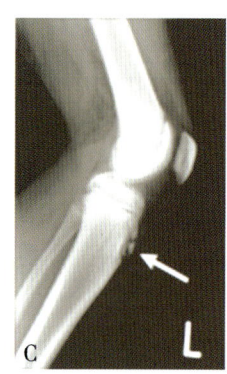

图A.胫骨结节骨骺炎疼痛位置，位于膝关节前侧；图B.膝关节侧面示意图，活动时力量通过髌韧带传导至胫骨结节处，长期刺激导致局部慢性劳损，严重外伤时发生撕脱骨折；图C.青少年骨骼发育未成熟时胫骨结节处为软骨，正常X射线片显示为边缘光滑的长条形骨影，发病时局部变粗糙。

胫骨结节骨骺炎示意图

（2）跟骨骨骺炎：又称为Sever（塞弗）病或Haglund（哈格林德）病，多发于10～15岁的青少年，男孩多发，多数双侧发病。跟骨骨骺位于足跟后侧（图A），是我们运动时的受力点，由于我们每一次蹲起、弹跳、走路都会对其造成挤压，局部过度刺激后产生无菌性炎症，表现为运动后足跟部疼痛（图B红色圆），按压时疼痛加重，肿胀较轻，因疼痛行走不便。治疗首先就是休息，减少刺激，如果疼痛剧烈，可以使用足跟软垫（图B箭头所指）保护或口服非甾体类止痛药物如布洛芬等。待骨骼发育成熟，骨骺闭合后，该病可自愈。

五 外伤和骨折

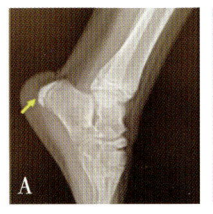
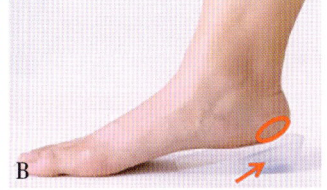

图A.箭头所指月牙状骨影即跟骨骨骺，正常X射线片显示为密度和正常跟骨相同，发病时密度改变(变白)；图B.圆圈区域为跟骨骨骺炎疼痛部位，位于足跟处；箭头所指为硅胶软垫，用以缓解疼痛症状。

跟骨骨骺炎示意图

（3）足底筋膜炎：也叫跖筋膜炎，多见于体重超标的青少年高强度运动后，疼痛部位在足底紧挨足跟处。跖筋膜是足底维持足弓的纤维结构，两端附着在跟骨和跖骨上，像弓弦一样有一定的张力。体重过大者或者短时间高强度运动后，跖筋膜止点处造成牵拉损伤，表现为站立或行走时足心的疼痛或足底的胀痛。治疗首先就是制动，减少行走、跳跃等引起疼痛的运动，可局部外用或口服非甾体类止痛药物，热敷理疗也可缓解疼痛。

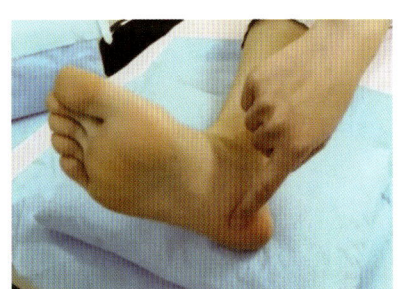

跖筋膜炎疼痛部位，在内侧足弓靠近跟骨处。

跖筋膜炎示意图

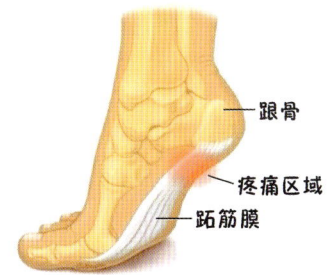

纵向连接足弓的腱性结构，作用是支撑足弓，并维持足部的结构和功能稳定，活动刺激过多后跟骨止点附近出现疼痛。

跖筋膜

综上所述,我们不但要根据自身情况选择合适的运动方式,在运动时还应遵照循序渐进增加强度的原则,避免平时不锻炼,突然高强度运动造成不必要的运动损伤。针对不同年龄的损伤特点及原因,采取相应策略,让自我保护意识根植于内心,才能主动地避免损伤风险,减少损伤的发生。出现此类疼痛时也不要过于担心,绝大多数对症治疗后都可恢复正常生活。

2.青少年受伤后的正确判断及初步处理方法

青少年正处于生长发育迅速的阶段,活泼爱动是其天性,但是由于缺乏对日常活动中潜在危险因素的认识,青少年在活动中受伤的概率大大高于成人。许多人对骨骼相关损伤都会停留在几个比较通俗的认识,比如"骨折""骨头裂缝""错位""脱位""脱臼"等。其实青少年常见的骨骼相关损伤可以概括为骨折、脱位、软组织损伤三大类。如何简单判断病情、正确理性对待受伤是我们需了解的医学常识。

我们都知道人体的运动系统是骨骼、骨骼肌和骨连结(关节及其周围韧带)组成的,骨骼提供支撑,骨骼肌提供动力,骨连结就像是杠杆的支撑点。骨骼为肌肉的活动提供路径,骨骼肌在特定范围内收缩和伸展,并对骨骼提供保护作用,骨连结限定骨骼在正常范围内活动,三者动静协调,协同作用,人才能做各种各样的运动。外伤后由于直接暴力(撞击、砸压伤)或间接暴力(扭伤、高处坠落)作用于局部,超出骨骼的承受力和骨骼肌的保护作用后,就会出现受伤部位的肿胀疼痛。我们如何简单地鉴别是属于骨折、脱位还是软组织损伤呢?

五　外伤和骨折

（1）骨折：不该动的地方动了，不该响的地方响了。当外伤后暴力超出骨骼中骨单元的承受力和骨骼肌的保护作用时，就会从受力最大的骨单元开始发生断裂，受到的暴力越大，骨单元断裂的程度越严重，骨折就会越严重。骨骼完全断裂时，不能支撑局部肢体，就会出现异常的活动，比如正常情况下只有关节部位才可以活动，骨折后肢体的中间也活动，这就是"不该动的地方动了"。在我们未认识到骨折的情况下搬运和移动肢体时，完全断裂的骨头相互有摩擦会产生骨擦音，这就是"不该响的地方响了"，但这种情况因受伤较重，一般比较少见。

（2）脱位：咯噔的响声（弹性固定）和可以摸到的坑（关节盂空虚）。脱位多发生于活动范围较大、活动较频繁的关节，以肩关节、肘关节、髋关节及颞颌关节脱位较为常见。当关节部位受到异常力量，超出骨骼肌和关节周围韧带的保护和限制作用时，就会产生脱位。当外力结束后，未撕裂的肌肉和韧带可将脱位的骨骼保持在特殊的位置，故疼痛可能并不严重，此时活动肢体骨头滑过肌腱、关节边缘就会产生"咯噔"的弹响。而脱位后骨头脱离原来位置，关节腔内空虚，可看到或触及关节部位异常的凹陷，就是"可以摸到的坑"。

（3）软组织损伤：局部的压痛和轻度的肿胀。软组织损伤主要指局部软组织（包括皮肤、皮下组织、肌肉、肌腱、韧带等）受直接或间接外力作用达到一定的强度而诱发损伤，产生肿胀、疼痛症状。一般可分为急性损伤和慢性积累性损伤两大类。急性损伤指软组织受到直接或间接暴力损伤时，可以引起的软组织的挫伤或（和）裂伤。慢性积累性损伤主要指某部位长期劳损所致。骨折和脱位大多伴有不同程度的软组织损伤。如果受伤时外力作用小，没有发生骨折、脱位，只有软组织损伤，则仅有局部的压痛和轻度的肿胀。

如果受伤后有明显的外伤或直接看到明显的肢体畸形,说明已经发生了比较严重的骨折或脱位,不要盲目处理,要尽快到医院就诊,在专业的医师指导下进行明确诊断和治疗。

3. 青少年 X 射线片上的小骨片、裂缝是否为骨折

不同年龄阶段青少年肘关节骨化中心在 X 射线片上的表现是不一样的,某一年龄阶段肘关节骨化中心同时存在且伴有肘关节骨折时,很难判断哪里是骨折,哪里是正常的解剖结构。所以了解正常的解剖图像,在看到这些小骨片和裂缝时就不必太紧张了。

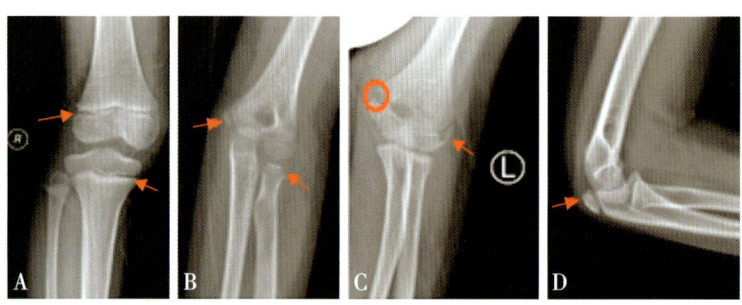

图A为正常的骨骺线,图B、C、D为正常骨化中心,图C中圆圈所示为骨质异常断裂,提示该部位骨折。

骨骺线、骨化中心、骨折的区别

4. 青少年受伤后正确的固定方法

受伤后固定的目的是稳定关节部位,可以减轻疼痛,减少二次损伤概率,为骨折愈合或韧带损伤修复提供稳定的环境。固定的方式有很多种,包括石膏、夹板、支具、护踝等。

骨折后疼痛及肿胀等症状较重,应及时就医,多采用石膏、夹板或

支具固定。如果骨折较重,手术后也会根据病情采取合适的固定方法。

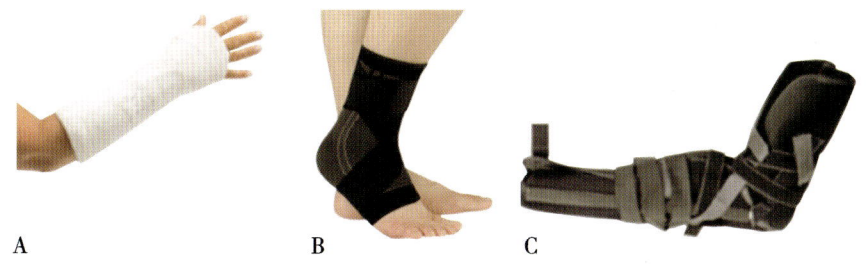

图A为前臂骨折石膏固定;图B为踝关节扭伤护踝固定;图C为上肢骨折常用的固定支具。

青少年受伤后常见的固定方式

韧带损伤需要根据损伤程度决定选用的固定方式。损伤程度可分为Ⅰ度、Ⅱ度、Ⅲ度。Ⅰ度损伤是指损伤较轻,疼痛及肿胀也比较轻的韧带损伤。急性期减少活动,受伤后 24 小时内可对受伤部位进行冷敷治疗,可以起到消肿止痛的作用,休息一段时间后逐渐恢复活动即可。Ⅱ度韧带损伤指损伤相对较重,疼痛及肿胀也较重的情况。必须使用石膏或支具来保护,且时间应达到 4~6 周。Ⅲ度韧带损伤指韧带完全断裂或韧带脱离局部肌肉组织。此类损伤需要进行手术修复治疗,手术后仍需石膏或支具固定,直至损伤的韧带愈合。因为韧带损伤严重,修复后弹性变差,所以在手术治疗后,要适当地进行康复锻炼配合治疗。例如膝关节交叉韧带损伤,严重的可能伴有撕脱骨折,需要进行手术修复或者重建。

临床常见青少年踝关节扭伤后半年甚至数年后仍有活动后疼痛。究其原因,多是初次韧带损伤后没有进行石膏或支具固定,导致韧带没有得到很好的修复,不能稳定关节,长时间行走或剧烈活动时关节活动度过大,出现疼痛。如不及时处理,关节长期不稳定,会过早地出现骨性关节炎。

5. 青少年骨折愈合的时间

骨折愈合的过程分为以下 4 个阶段。

血肿机化期：骨折后 1~3 周。外力导致骨质及周围骨膜等组织损伤后会出现出血，局部形成血肿，血肿内聚集了大量的促进骨折愈合的因子，其机化后局部血肿逐渐被肉芽组织取代，让骨折趋于稳定，为骨折愈合提供好的生物学环境。

骨痂形成期：骨折后 4~6 周。血肿内组织在成骨细胞作用下逐渐成骨，骨折处更稳定，局部肿胀、疼痛明显减轻，X 射线片上可以看到骨折断端形成了絮状不成形的骨痂。

骨性愈合期：骨折后 8~12 周。随着骨细胞的不断积累，骨痂逐渐变硬，局部 X 射线片可以看到絮状骨痂逐渐变成与骨骼方向一致的梭形骨痂，骨折线模糊。

骨骼塑形期：骨折愈合后，逐渐恢复正常活动，在负荷应力的刺激下，骨折处的成骨细胞和破骨细胞相互作用，对骨痂进行塑形，最终恢复或接近骨折前的状态。骨骼再塑形的过程，这个时间可能比较长，一年、两年或者更长时间。由于青少年骨骼处于生长发育阶段，骨骼会不断增长、增粗，所以骨折塑形能力也较成人更强。再者，因为青少年骨膜厚，血供相对丰富，青少年骨折自然修复愈合能力很强，骨折愈合较成人快。如果固定方法适当，没有成骨不良类疾病，自然修复过程极少发生骨折不愈合。因此，青少年骨折再塑形潜力巨大——年龄越小，骨折越靠近生长板，骨骼生长潜力越大的部位，其骨折后塑形能力越强。如肱骨干骨折、股骨干骨折等长骨骨干骨折，不要求完全对位，只要对线好，没有明显成角与旋转，就认为符合保守治疗骨折复位的标准，是可以接受的复位。但侧方成角、旋转移位很难通过塑形得到矫正,容易出现畸形,影响功能活动,要尽量完全纠正。所以不要只看目前的片子,要相信骨折愈合和塑形的客观过程,终会获得良好的恢复。

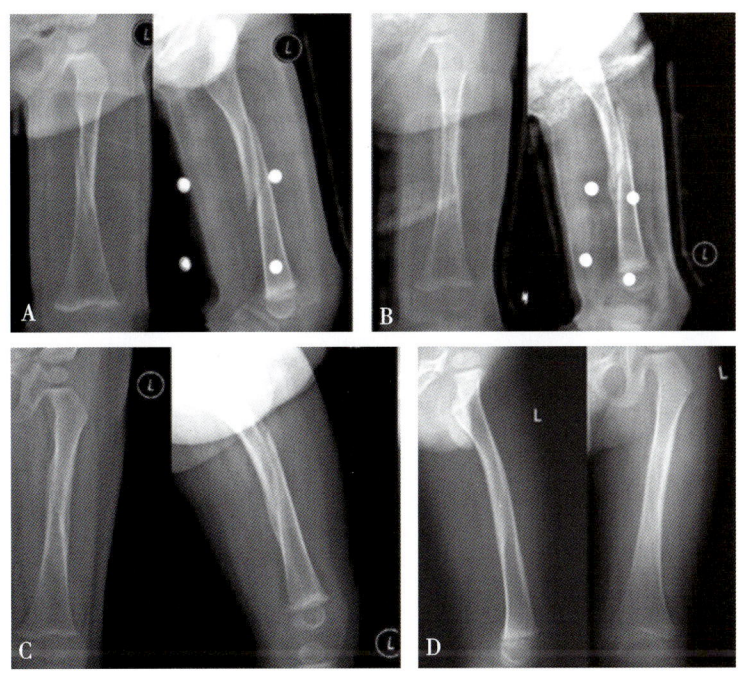

图A为股骨骨折,骨折端明显错位;图B为骨折后2周,骨折端周围出现絮状原始骨痂包绕骨折端;图C为骨折后6周,骨折移位处骨痂形态趋于规则,开始塑形;图D为骨折后6个月,骨折端基本塑形完成,骨形态接近正常,原始骨折移位已完全消失。

青少年股骨骨折愈合及骨骼塑形过程

6. 骨折康复的注意事项

虽然青少年对于各种损伤的修复比成人要快,但是不恰当缩短治疗时间,随意更改治疗方法,损伤得不到完全康复,会对青少年造成长期的困扰,甚至导致原本不必要的手术。故对于慢性劳损性损伤、外伤导致的软组织损伤和不同类型的骨折,选择科学的康复方法至关重要。

慢性劳损性损伤例如胫骨结节骨骺炎、跟骨骨骺炎、足底筋膜炎，发生后不需要特殊的固定，但仍需要减少活动，尽量避免对损伤部位的刺激。同时可外用消炎止痛药物，进行温热类的理疗，这些均可以促进局部炎症的吸收。

外伤导致的软组织损伤主要指常见的韧带、肌腱的损伤。此类损伤多需要固定，为损伤提供稳定的修复环境，严重的损伤可能需要手术治疗。很多家长缺乏专业知识，误认为只有骨折才需要固定，不愿意让孩子使用石膏或者支具固定，或缩短固定时间，使损伤不能彻底修复，导致长期慢性疼痛，严重影响日常生活。

青少年骨折后的康复最容易出现问题。由于青少年的骨质与成人不同，以及骨骺的特殊性，在骨折后的处理与成人也有很大的区别。青少年骨折治疗原则是"稀疏内固定、坚强外固定"，多使用光滑的细克氏针固定，术后需要配合牢固的石膏，待骨折愈合后方可进行康复训练。而成人则是"坚强内固定、早期功能活动"，多使用牢固的钢板固定，可以早期进行康复训练。这里常见的误区就是家长担心长时间固定会造成关节活动障碍，过早去除石膏外固定或暴力功能锻炼。因为青少年骨质没有成人坚固，这样会引起内固定的松动，导致骨折不愈合、畸形愈合、骨化性肌炎等灾难性的后果。有些家属仅关注治疗方法、费用等，对于康复锻炼未给予足够的重视，未能及时引导青少年康复，也会延长康复时间，增加康复难度。

患者及家属的康复锻炼依从性越高，康复效果越好。科学的治疗和康复，直接关系到青少年损伤后的恢复程度。家属提高对相关医疗知识的认知和康复的重视，可减少不必要的损伤和并发症，对青少年康复有重要意义。

7. 强壮骨骼，从我做起

（1）均衡饮食，让骨骼更坚固

经常有青少年提出类似的疑问：只是在打篮球时自己扭伤怎么就造成小腿骨折？在床上翻身压到自己胳膊怎么就导致胳膊骨折了？从不是很高的地方摔倒怎么就造成桡骨远端骨折或者肘关节骨折了？此类问题的原因除了青少年骨质及骨骼肌系统发育未完成外，可能是骨健康出了问题。骨量是骨骼强度的决定因素，代表了骨骼的体积和单位体积的矿物质密度。骨量在整个儿童期持续缓慢地增长，积累约30%最终骨量，青春期是骨量形成的最重要时期，在青春期早期和中期骨量积累速度达高峰，其后又逐渐减慢，至少26%的成人总骨量是在生长高峰的4年内形成，青春期末至少形成60%最终骨量。骨量增长也有性别差异，一般女孩先于男孩两年开始出现骨量快速增长，但由于男孩骨量获得时间较长，且男孩骨形态大小和骨皮质厚度都大于女孩，故男孩比女孩骨骼更加坚固。骨量积累不足会降低最终骨量，继而增加骨质疏松的风险，所以保证青少年骨量的良好发育、增大最终骨量对预防骨质疏松和骨折有重要意义。而饮食营养因素对骨健康的影响从出生直到骨骼发育完成，因过程长且逐渐积累，容易被忽视。常见的饮食方面的问题主要包括营养不良、肥胖。

营养不良是影响青少年骨健康的重要原因之一。近年来随着经济发展和人民生活水平的提高，青少年营养不良发生率逐渐降低，但仍有相当人群存在营养不良问题。人们因为知道超重与肥胖容易引起青少年慢性病的发生而重视超重与肥胖，但忽视了对营养不良的关注。常见营养不良的原因主要为蛋白质、维生素D和钙摄入的缺乏。

现有研究表明,钙是骨骼矿化的必需物质,钙摄入量是骨密度重要的决定因素,钙摄入不足与骨量发育缺陷及骨量不足显著相关。维生素D对于儿童骨骼的生长也具有重要的作用,其主要生理作用是维持人体骨骼、组织的强壮,对免疫系统也具有显著的增强作用。蛋白质是骨骼发育和骨基质形成的主要原料,蛋白质缺乏会影响骨骼生长。婴儿期及青春期是生长发育过程中的两次高峰期,也是营养需求最大的时期,必须摄入足够的蛋白质、钙和维生素D来满足生长所需。

部分青少年容易出现饮食偏嗜,常见的是喜欢碳酸饮料或不喜欢吃水果蔬菜。碳酸饮料的长期饮用会造成青少年骨钙流失,发生骨折的危险会明显增加。经常喝汽水的孩子往往不喜欢喝牛奶,饮食习惯不合理,因此无法摄入足够的钙质和蛋白质,造成钙和蛋白质缺乏。摄入的碳酸饮料大部分都含有磷酸,摄入大量磷酸就会影响钙的吸收,引起钙、磷比例失调,影响钙在骨质沉积,导致骨骼发育缓慢、骨量降低,甚至出现骨质疏松,为受伤导致骨折埋下隐患。

肥胖如今是一个日趋严重的危害青少年健康的公共卫生问题。随着肥胖程度的加重,常会影响青少年骨骼生长,且伴随代谢综合征的发生,对青少年的健康成长有长期不良影响。虽然保持适当体重对骨量有保护作用,在一定范围内去脂体重越大,骨矿物质含量越高,但对于肥胖的青少年而言,过多负重会加重成长中骨骼的负荷,不利于骨量积累。有研究发现体脂含量越高,体内维生素D水平越低,身高越矮,原因可能是维生素D属于脂溶性维生素,更多地被贮藏于脂肪组织中,不能被用于骨代谢,因此肥胖青少年需要补充更多的维生素D。此外,肥胖的青少年往往同时存在户外活动少、静坐时间长、膳食摄入不均衡等不良生活习惯,导致内分泌代谢紊乱,最终加重骨代谢紊乱。不喜欢吃蔬菜水果的孩子,吃肉多后,经常大便干结,日久脾胃不和或痰火内生,影响夜间睡眠质量,表现为翻身多、出汗、打鼾等症状。决定青少年骨骼生长最重要的生长激素只有在进入深睡眠时才能达到分泌高峰,长期缺乏深睡眠会导致生长激素水平偏低,影响青少年生长发育,尤其会对身高增长产生不良影响。

日常生活中牛奶和其他乳制品可以为青少年提供所需的大部分钙和维生素 D,同时还提供蛋白质和骨代谢所需的大量营养元素,所以应在日常饮食搭配中适当增加。注重饮食、均衡营养对于我们骨健康的保护是最简单易行的,只有足够关注,才能获得强健的骨骼。

(2)合理运动,让体格更强壮

人体骨量从出生到青春期前一直低速缓慢增长。进入青春期,各部位的骨量增速开始大大提高,然后变缓直至成年。人体骨量除了受遗传因素、生活习惯及饮食营养等因素的影响外,运动对最大峰值骨量的影响占 20%～40%,尤为重要。由于儿童期的骨骼对体力活动反应最敏感,所以在儿童青少年时期进行积极适当的运动,可提高最终骨量,增加骨密度,延缓成年后的骨质疏松。

有研究表明,跑步和跳绳运动更有利于全身骨量的累积,球类运动更有利于四肢骨量的累积。游泳运动虽然对于骨量累积的作用不如跑步、跳绳和球类运动明显,但可以锻炼全身协调性。不同的运动项目由于其运动方式、运动强度和时间不同,对骨的刺激作用也不同。另外,不合理的运动还可能造成运动损伤,故我们要根据每个孩子自身的特点选择合适强度、合适种类的运动。

附表

附表1 0~18岁儿童青少年身高、体重百分位数值表(男)

年龄	3rd 身高(cm)	3rd 体重(kg)	10th 身高(cm)	10th 体重(kg)	25th 身高(cm)	25th 体重(kg)	50th 身高(cm)	50th 体重(kg)	75th 身高(cm)	75th 体重(kg)	90th 身高(cm)	90th 体重(kg)	97th 身高(cm)	97th 体重(kg)
出生	47.1	2.62	48.1	2.83	49.2	3.06	50.4	3.32	51.6	3.59	52.7	3.85	53.8	4.12
2月	54.6	4.53	55.9	4.88	57.2	5.25	58.7	5.68	60.3	6.15	61.7	6.59	63.0	7.05
4月	60.3	5.99	61.7	6.43	63.0	6.90	64.6	7.45	66.2	8.04	67.6	8.61	69.0	9.20
6月	64.0	6.80	65.4	7.28	66.8	7.80	68.4	8.41	70.0	9.07	71.5	9.70	73.0	10.37
9月	67.9	7.56	69.4	8.09	70.9	8.66	72.6	9.33	74.4	10.06	75.9	10.75	77.5	11.49
12月	71.5	8.16	73.1	8.72	74.7	9.33	76.5	10.05	78.4	10.83	80.1	11.58	81.8	12.37
15月	74.4	8.68	76.1	9.27	77.8	9.91	79.8	10.68	81.8	11.51	83.6	12.30	85.4	13.15
18月	76.9	9.19	78.7	9.81	80.6	10.48	82.7	11.29	84.8	12.16	86.7	13.01	88.7	13.90
21月	79.5	9.71	81.4	10.37	83.4	11.08	85.6	11.93	87.9	12.86	90.0	13.75	92.0	14.70
2岁	82.1	10.22	84.1	10.90	86.2	11.65	88.5	12.54	90.9	13.51	93.1	14.46	95.3	15.46
2.5岁	86.4	11.11	88.6	11.85	90.8	12.66	93.3	13.64	95.9	14.70	98.2	15.73	100.5	16.83
3岁	89.7	11.94	91.9	12.74	94.2	13.61	96.8	14.65	99.4	15.80	101.8	16.92	104.1	18.12
3.5岁	93.4	12.73	95.7	13.58	98.0	14.51	100.6	15.63	103.2	16.86	105.7	18.08	108.1	19.38
4岁	96.7	13.52	99.1	14.43	101.4	15.43	104.1	16.64	106.9	17.98	109.3	19.29	111.8	20.71
4.5岁	100.0	14.37	102.4	15.35	104.9	16.43	107.7	17.75	110.5	19.22	113.1	20.67	115.7	22.24
5岁	103.3	15.26	105.8	16.33	108.4	17.52	111.3	18.98	114.2	20.61	116.9	22.23	119.6	24.00
5.5岁	106.4	16.09	109.0	17.26	111.7	18.56	114.7	20.18	117.7	21.98	120.5	23.81	123.3	25.81
6岁	109.1	16.80	111.8	18.06	114.6	19.49	117.7	21.26	120.9	23.26	123.7	25.29	126.6	27.55
6.5岁	111.7	17.53	114.5	18.92	117.4	20.49	120.7	22.45	123.9	24.70	126.9	27.00	129.9	29.57
7岁	114.6	18.48	117.6	20.04	120.6	21.81	124.0	24.06	127.4	26.66	130.5	29.35	133.7	32.41
7.5岁	117.4	19.43	120.5	21.17	123.6	23.16	127.1	25.72	130.7	28.70	133.9	31.84	137.2	35.45
8岁	119.9	20.32	123.1	22.24	126.3	24.46	130.0	27.33	133.7	30.71	137.1	34.31	140.4	38.49
8.5岁	122.3	21.18	125.6	23.28	129.0	25.73	132.7	28.91	136.6	32.69	140.1	36.74	143.6	41.49
9岁	124.6	22.04	128.0	24.31	131.4	26.98	135.4	30.46	139.3	34.61	142.9	39.08	146.5	44.35
9.5岁	126.7	22.95	130.3	25.42	133.9	28.31	137.9	32.09	142.0	36.61	145.7	41.49	149.4	47.24
10岁	128.7	23.89	132.3	26.55	136.0	29.66	140.2	33.74	144.4	38.61	148.2	43.85	152.0	50.01
10.5岁	130.7	24.96	134.5	27.83	138.3	31.20	142.6	35.58	147.0	40.81	150.9	46.40	154.9	52.93
11岁	132.9	26.21	136.8	29.33	140.8	32.97	145.3	37.69	149.9	43.27	154.0	49.20	158.1	56.07
11.5岁	135.3	27.59	139.5	30.97	143.7	34.91	148.4	39.98	153.1	45.94	157.4	52.21	161.7	59.40
12岁	138.1	29.09	142.5	32.77	147.0	37.03	151.9	42.49	157.0	48.86	161.5	55.50	166.0	63.04
12.5岁	141.1	30.74	145.7	34.71	150.4	39.29	155.6	45.13	160.8	51.89	165.7	58.90	170.2	66.81
13岁	145.0	32.82	149.6	37.04	154.3	41.90	159.5	48.08	164.8	55.21	169.5	62.57	174.2	70.83
13.5岁	148.8	35.03	153.3	39.42	157.9	44.45	163.0	50.85	168.1	58.21	172.7	65.80	177.2	74.33
14岁	152.3	37.36	156.7	41.80	161.0	46.90	165.9	53.37	170.7	60.83	175.1	68.53	179.4	77.20
14.5岁	155.3	39.53	159.6	43.94	163.6	49.00	168.2	55.43	172.8	62.86	176.9	70.55	181.0	79.24
15岁	157.5	41.43	161.4	45.77	165.2	50.75	169.8	57.08	174.2	64.40	178.2	72.00	182.0	80.60
15.5岁	159.1	43.05	162.9	47.31	166.7	52.19	171.0	58.39	175.2	65.57	179.1	73.03	182.8	81.49
16岁	159.9	44.28	163.6	48.47	167.4	53.29	171.6	59.35	175.8	66.40	179.5	73.73	183.2	82.05
16.5岁	160.5	45.30	164.2	49.42	167.9	54.13	172.1	60.12	176.2	67.05	179.8	74.25	183.5	82.44
17岁	160.9	46.04	164.5	50.11	168.2	54.77	172.3	60.68	176.4	67.51	180.1	74.62	183.7	82.70
18岁	161.3	47.01	164.9	51.02	168.6	55.60	172.7	61.40	176.7	68.11	180.4	75.08	183.9	83.00

注：①根据2005年九省/市儿童体格发育调查数据研究制定　　参考文献：中华儿科杂志
　　②3岁以前为身长

首都儿科研究所生长发育研究室 制作

附表2 0~18岁儿童青少年身高、体重百分位数值表(女)

年龄	3rd 身高(cm)	3rd 体重(kg)	10th 身高(cm)	10th 体重(kg)	25th 身高(cm)	25th 体重(kg)	50th 身高(cm)	50th 体重(kg)	75th 身高(cm)	75th 体重(kg)	90th 身高(cm)	90th 体重(kg)	97th 身高(cm)	97th 体重(kg)
出生	46.6	2.57	47.5	2.76	48.6	2.96	49.7	3.21	50.9	3.49	51.9	3.75	53.0	4.04
2月	53.4	4.21	54.7	4.50	56.0	4.82	57.4	5.21	58.9	5.64	60.2	6.06	61.6	6.51
4月	59.1	5.55	60.3	5.93	61.7	6.34	63.1	6.83	64.6	7.37	66.0	7.90	67.4	8.47
6月	62.5	6.34	63.9	6.76	65.2	7.21	66.8	7.77	68.4	8.37	69.8	8.96	71.2	9.59
9月	66.4	7.11	67.8	7.58	69.3	8.08	71.0	8.69	72.8	9.36	74.3	10.01	75.9	10.71
12月	70.0	7.70	71.6	8.20	73.2	8.74	75.0	9.40	76.8	10.12	78.5	10.82	80.2	11.57
15月	73.2	8.22	74.9	8.75	76.6	9.33	78.5	10.02	80.4	10.79	82.2	11.53	84.0	12.33
18月	76.0	8.73	77.7	9.29	79.5	9.91	81.5	10.65	83.6	11.46	85.5	12.25	87.4	13.11
21月	78.5	9.26	80.4	9.86	82.3	10.51	84.4	11.30	86.6	12.17	88.6	13.01	90.7	13.93
2岁	80.9	9.76	82.9	10.39	84.9	11.08	87.2	11.92	89.6	12.84	91.7	13.74	93.9	14.71
2.5岁	85.2	10.65	87.4	11.35	89.6	12.12	92.1	13.05	94.6	14.07	97.0	15.08	99.3	16.16
3岁	88.6	11.50	90.8	12.27	93.1	13.11	95.6	14.13	98.2	15.25	100.5	16.36	102.9	17.55
3.5岁	92.4	12.32	94.6	13.14	96.8	14.05	99.4	15.16	102.0	16.38	104.4	17.59	106.8	18.89
4岁	95.8	13.10	98.1	13.99	100.4	14.97	103.1	16.17	105.7	17.50	108.2	18.81	110.6	20.24
4.5岁	99.2	13.89	101.5	14.85	104.0	15.92	106.7	17.22	109.5	18.66	112.1	20.10	114.7	21.67
5岁	102.3	14.64	104.8	15.68	107.3	16.84	110.2	18.26	113.1	19.83	115.7	21.41	118.4	23.14
5.5岁	105.4	15.39	108.0	16.52	110.6	17.78	113.5	19.33	116.5	21.06	119.3	22.81	122.0	24.72
6岁	108.1	16.10	110.8	17.32	113.5	18.68	116.6	20.37	119.7	22.27	122.5	24.19	125.4	26.30
6.5岁	110.6	16.80	113.4	18.12	116.2	19.60	119.4	21.44	122.7	23.51	125.6	25.62	128.6	27.96
7岁	113.3	17.58	116.2	19.01	119.2	20.62	122.5	22.64	125.9	24.94	129.0	27.28	132.1	29.89
7.5岁	116.0	18.39	119.0	19.95	122.1	21.71	125.6	23.93	129.1	26.48	132.3	29.08	135.5	32.01
8岁	118.5	19.20	121.6	20.89	124.9	22.81	128.5	25.25	132.1	28.05	135.4	30.95	138.7	34.23
8.5岁	121.0	20.05	124.2	21.88	127.6	23.99	131.3	26.67	135.1	29.77	138.5	33.00	141.9	36.69
9岁	123.3	20.93	126.7	22.93	130.2	25.23	134.1	28.19	138.0	31.63	141.6	35.26	145.1	39.41
9.5岁	125.7	21.89	129.3	24.08	132.9	26.61	137.0	29.87	141.1	33.72	144.8	37.79	148.5	42.51
10岁	128.3	22.98	132.1	25.36	135.9	28.15	140.1	31.76	144.4	36.05	148.2	40.63	152.0	45.97
10.5岁	131.1	24.22	135.0	26.80	138.9	29.84	143.3	33.80	147.7	38.53	151.6	43.61	155.6	49.59
11岁	134.2	25.74	138.2	28.53	142.2	31.81	146.6	36.10	151.1	41.24	155.2	46.78	159.2	53.33
11.5岁	137.2	27.43	141.2	30.39	145.2	33.86	149.7	38.40	154.1	43.85	158.2	49.73	162.1	56.67
12岁	140.2	29.33	144.1	32.42	148.0	36.04	152.4	40.77	156.7	46.42	160.7	52.49	164.5	59.64
12.5岁	142.9	31.22	146.6	34.39	150.4	38.09	154.6	42.89	158.8	48.60	162.6	54.71	166.3	61.86
13岁	145.0	33.09	148.6	36.29	152.2	40.00	156.3	44.79	160.3	50.45	164.0	56.46	167.6	63.45
13.5岁	146.7	34.82	150.2	38.01	153.7	41.69	157.6	46.42	161.6	51.97	165.1	57.81	168.6	64.55
14岁	147.9	36.38	151.3	39.55	154.8	43.19	158.6	47.83	162.4	53.23	165.9	58.88	169.3	65.36
14.5岁	148.9	37.71	152.2	40.84	155.6	44.43	159.4	48.97	163.1	54.23	166.5	59.70	169.8	65.93
15岁	149.5	38.73	152.8	41.83	156.1	45.36	159.8	49.82	163.5	54.96	166.8	60.28	170.1	66.30
15.5岁	149.9	39.51	153.1	42.58	156.5	46.06	160.1	50.45	163.8	55.49	167.1	60.69	170.3	66.50
16岁	149.8	39.96	153.1	43.01	156.4	46.47	160.1	50.81	163.8	55.79	167.1	60.91	170.3	66.69
16.5岁	149.9	40.29	153.2	43.32	156.5	46.76	160.2	51.07	163.8	56.01	167.1	61.07	170.4	66.78
17岁	150.1	40.44	153.4	43.47	156.7	46.90	160.3	51.20	164.0	56.11	167.3	61.15	170.5	66.82
18岁	150.4	40.71	153.7	43.73	157.0	47.14	160.6	51.41	164.2	56.28	167.5	61.28	170.7	66.89

注：①根据2005年九省/市儿童体格发育调查数据研究制定　参考文献:中华儿科杂志
　　②3岁以前为身长

首都儿科研究所生长发育研究室 制作

附表3　7~18岁儿童青少年 P_{75} 和 P_{90} 腰围值　　　（单位：cm）

年龄/岁	男生腰围		女生腰围	
	P_{75}	P_{90}	P_{75}	P_{90}
7	58.4	63.6	55.8	60.2
8	60.8	66.8	57.6	62.5
9	63.4	70.0	59.8	65.1
10	65.9	73.1	62.2	67.8
11	68.1	75.6	64.6	70.4
12	69.8	77.4	66.8	72.6
13	71.3	78.6	68.5	74.0
14	72.6	79.6	69.6	74.9
15	73.8	80.5	70.4	75.5
16	74.8	81.3	70.9	75.8
17	75.7	82.1	71.2	76.0
18	76.8	83.0	71.3	76.1

注：来源于国家卫生健康委员会2018年发布的《7岁~18岁儿童青少年高腰围筛查界值》。

附表4 6岁~18岁学龄儿童青少年性别年龄别BMI筛查超重与肥胖界值

（单位：kg/m²）

年龄/岁	男生BMI界值		女生BMI界值	
	超重	肥胖	超重	肥胖
6.0~	16.4	17.7	16.2	17.5
6.5~	16.7	18.1	16.5	18.0
7.0~	17.0	18.7	16.8	18.5
7.5~	17.4	19.2	17.2	19.0
8.0~	17.8	19.7	17.6	19.4
8.5~	18.1	20.3	18.1	19.9
9.0~	18.5	20.8	18.5	20.4
9.5~	18.9	21.4	19.0	21.0
10.0~	19.2	21.9	19.5	21.5
10.5~	19.6	22.5	20.0	22.1
11.0~	19.9	23.0	20.5	22.7
11.5~	20.3	23.6	21.1	23.3
12.0~	20.7	24.1	21.5	23.9
12.5~	21.0	24.7	21.9	24.5
13.0~	21.4	25.2	22.2	25.0
13.5~	21.9	25.7	22.6	25.6
14.0~	22.3	26.1	22.8	25.9
14.5~	22.6	26.4	23.0	26.3
15.0~	22.9	26.6	23.2	26.6
15.5~	23.1	26.9	23.4	26.9
16.0~	23.3	27.1	23.6	27.1
16.5~	23.5	27.4	23.7	27.4
17.0~	23.7	27.6	23.8	27.6
17.5~	23.8	27.8	23.9	27.8
18.0~	24.0	28.0	24.0	28.0

注：①数据来源，国家卫生健康委员会2018年发布的《学龄儿童青少年超重与肥胖筛查》。

②BMI＝体重（kg）/身高²（m²）

参考文献

[1] 陈祥和,彭海霞,王秋林,等.跳跃运动对小学生身高和骨密度的影响[J].体育科技文献通报,2019,27(7):16-17.

[2] 王晴柔,张家华,王珏,等.膳食黄酮类化合物与6~9岁儿童骨健康关系的横断面研究[J].营养学报,2019,41(6):561-567.

[3] 郭丞,王哲,高萱,等.对青少年足球运动员膝内翻的探析[J].当代体育科技,2015,5(26):8-9.

[4] 王春阳.国内青少年体态调查现状分析[J].体育师友,2018,41(1):44-46.

[5] 李长泽.运动干预对青少年扁平足的治疗作用研究[J].体育视野,2021(21):52-53.

[6] 秦泗河,范存义,张群.外固定与上肢重建[M].北京:人民卫生出版社,2016.